統合失調症の治療ポイント

14の治癒例を通しての理解

平井孝男

創元社

まえがき

今回の治療ポイントシリーズでは、いよいよ統合失調症を取り上げることができるようになりました。思えば精神科医になって四〇年、臨床心理士になって二四年の歳月が過ぎました。この間、統合失調症に関してはいくつかの論文を発表してきましたが、まだ一書にして世に問うのがためらわれていました。

しかし、長い間臨床に携わってくると、何かが見えてきたというか、これはという手ごたえのようなものを感じるようになってきたのと、日頃から治療に関して議論している仲間たちからの励ましもあって、今回の刊行に踏み切りました。

統合失調症は複雑な病でいろいろな切り口があると思われます。そこで、本書の意図と特徴についてまとめておきたいと思います。

第一は、統合失調症の治癒可能性についての言及です。統合失調症は昔は「精神分裂病」、さらにその昔は「早発性痴呆」という名で呼ばれていました。それ以降、治療の進歩があったり、名称が変わったりしましたが、今も「治らない」「治りにくい」病気と捉えられていることに変わりはありません。そのため、統合失調症患者やその家族の苦労や苦悩は、想像を絶するものがあります。

本書はこれに対し、治癒改善した一四例を挙げて、統合失調症の不治性に少しでも一石を投じられたらと考えました。ただ、お断りしておきますが、今回は治癒した例に絞りました。治癒例というのは病気の原因や治療ポイントがよくわかり、一つの治療モデルになると考えたからです。未だ治癒せず治療中の例は解明できていない点が多く、結局は「不可解」「治らない」という印象を、統合失調症に持たれるという心配があったからです。

第二は、逆に統合失調症治療が簡単にはいかず、治癒水準を上げていくのに工夫がいるという点を示したかったことです。漫然と薬だけ飲んでいれば治るというものではありません。治るかどうかは、本人・家族・治療者の自覚と治療意欲・工夫にかかっています。運と縁の絡みもあるかもしれません。各事例をお読みいただければおわかりいただけるかと思います。

第三は、その工夫について、なるべく具体的に、随時逐語録を入れながら実際にどうしたらいいのか、どう言うべきなのかを示した点です。

第四は、統合失調症の治療でもっとも困難とされる、「幻聴」「妄想」「治療意欲のなさ」「治療拒否」といった点に焦点を絞って、その治療のポイントを示しました。各事例にも解説をつけ、治療に関する要点やポイントを述べました。

第五は、薬に関してのことです。薬を大事に使うためにも、患者さんや家族との話し合い、波長合わせや共同作業といった、精神療法的心理療法的接近が大事だという点を強調しています。薬は、統合失調症だから飲まなければならない、というのではなく、必要な時に、必要な薬を、必要なだけ使うことが一番健康的です。だから、統合失調症でも必要がなかったり、なくなったりした例も挙げました。よく「薬は一生必要である」ということが言われていますが、そんなことはありません。ただし、減薬、薬なしに至るには、きわめて慎重な作業が必要です。

第六は、統合失調症といえども他の心の病と同じく、人間であるからこそ発病するという「人間としての連続性」を強調している点です。

第七は、統合失調症はよく精神の危機であるとか、主体性後退の結果であると言われますが、それについては、一種の脳機能低下であり、脳との関連性に目を配っていること、そして人間は脳に責任を持たねばならないことを強調している点です。この点で有益で役に立つ生物学的研究を期待しています。

本書の主たる読者としては、統合失調症治療の前線に立って苦労されている精神科医、また、医師と協力して治療にあたっているカウンセラーや臨床心理士の方々、またこれから精神医学や臨床心理学を学ぼうとしている人たちを想定しています。さらにそれ以外に一般医師の方々や、ケースワーカー、看護師、作業療法士の方々など、広く人間に対する援助を仕事にしている方、これからそうした仕事を目指そうとする人たちも読者対象としています。

それから、専門家以外の、一般の患者さんや家族の方々にも読んでいただけたらと思っています。統合失調症の治療は、他の心の病と同じく治療者と患者さんや家族の方々との共同作業です。したがって、患者さんや家族の方々が本書によって治療のコツをつかんでくださるとありがたいです。本書には治癒した例ばかりを載せていますので、「自分や自分の家族の場合は違う」と思われる方も多いでしょうが、その場合は、自分の状態や状況とどこが違っているのかを見られ、そこからまた新たな工夫をしていくことが大事になるのではないかと思います。

それと、人間の心理や人間自身に興味を持たれている方にもお勧めします。統合失調症というのはすぐれて人間的な病気です。本書を読まれると、人間というものがいかにつまずきやすいか、そして、困難や苦悩の底からいかに立ち直る力を持っているか、そして人間というものがいかに奥深いものであるかが、よくわかると思います。ある男性の患者さんは、治癒した後に「この病にかかった時は絶望したが、今は自分のことや人間の真実を知ることができてよかった」と言ってくれました。

本書は、今までの講演や講義などをもとに新たに書き直したものです。改めてこの場で、機会を提供していただいた方々にお礼を申し上げます。

また、筆者を三〇年以上にわたって指導してくれた故・辻悟先生の御霊前に本書を捧げます。思えば最初に統合失調症治療の手ほどきを受けたのは辻先生でした。先生は病に倒れられる直前まで筆者を指導し続けてくださいました。おそらく、本書で述べている重要なことはほとんど、辻先生からいただいたもののような気がします。それを上手に生かせているかどうか、先生のお考えを歪めていないかどうか心配な点はありますが、そういうところは気が付き次第改めていきたいと思っております。

また治療ポイントシリーズをここまで続けさせていただいた、創元社編集部の渡辺明美さんと紫藤崇代さんにお礼を述べさせていただきます。本作りは、治療と同じでまさに共同作業ですが、渡辺さん、紫藤さんのようにきめ細かい配慮をしていただける編集者に恵まれた幸せを感じております。
（なお、事例に関してはプライバシー保護のため、事例を多数組み合わせたり一部を変更したりして、個人を特定できないよう配慮しています。）

逢苦不憂　苦に逢っても憂えず
遭難良機※　難に遭うのが却って良い機会でもある
冥順於道　冥して（心の奥底から考えて）道に順うことが大事
形随運転　形（肉体）は運（自然の運行）随って転ずる（そのまま動く）ものである

（達磨『理入四行論』より。ただし、※の第二句のみ、筆者による自作）

二〇一五年一月五日

平井孝男

統合失調症の治療ポイント　目次

3　統合失調症の分類

5　患者・家族からの基本的四大質問とその応答

第1章 統合失調症について

1　統合失調症と精神病

(1) 統合失調症とは（統合失調症と精神病）

ⓐ 統合失調症の一般的説明

統合失調症は、「代表的な精神障害で、他人に監視されたり他人の考えが吹き込まれるという妄想や幻覚、まとまりのない思考と奇異な行動が急性期の特徴。慢性期になると感情や意欲が乏しくなるという人格の変化や孤立して社会的な関係が他と結べなくなるなどの傾向がでてくる。人類の歴史以来あったはずで、有病率は一％である。予後は改善する場合もあれば、長期的な人格崩壊の場合まで、多様である」（『ブリタニカ百科事典』[1]）とされています。このように何となく深刻で恐ろしいイメージがあります。

事実、統合失調症は、昔は精神分裂病と呼ばれ、ずいぶん恐れられていました。現在では治療も進歩していますが、それでも患者・家族の苦悩は激しいものがあり、深刻な病気であることに違いありません。

この病気はそれほど珍しいものではありません。全国で八〇万人近い統合失調症患者がおられ、関連疾患を考えれば、一〇〇万人は超えるでしょう。統合失調症は確かに治癒可能ですが、対応が適切でないと治療や回復に難渋します。本人だけでなく、家族の苦しみも大変なものです。いずれにせよ、統合失調症は心の病の代表的な疾患で、昔から精神医学・臨床心理学でもっとも関心の置かれている精神病です。

ⓑ精神病とは

統合失調症を理解・治療するうえで大事なことは、それが精神病圏の疾患であると知っておくことです。心の病は、大きく分ければ「精神病水準の疾患」と「神経症水準の疾患」に分けられます。この二つに対する治療は、同じところも多いのですが違う点も多々あります。その共通点と相違点をわかっておくことが大事です。適切な治療は正しい理解からです。

「精神病」とは、そもそもどんな病気のことでしょうか。「精神」の「病」だから精神に関係する病気全てを指すような感じも受けますが、ストレス性疾患や軽うつ状態のような軽い病態と比較して、主に本格的で重い心の病のことを指すようです。その特徴を挙げてみますと、

①（神経症に比して）より重症な状態である。
②症状が了解困難なものが多い（幻聴、妄想、自閉、精神運動興奮、独語等）。
③病識、自覚の障害程度が強い。人格全体が病んでいる印象を与える。
④現実検討能力・間接化能力の障害も強い。
⑤客観的な判断能力が低下し主観的になりやすい。直接的な体験に巻き込まれることが多く、そこから離れて客観的に見ることができない。すなわち、自分に起きた直接体験（感情・知覚・気

分・情動など）を少し離して客観的に冷静に見ていくことができない。
⑥コミュニケーションや相互性の障害が強い。
⑦自己統制力がかなり障害されている。
⑧社会適応力がかなり落ちている。
⑨異常意識、脱落意識[2]を強く感じている（表面には出てこない）。
⑩主体性後退、精神機能低下、脳機能低下の程度が著しい。

といったことになります。この中で一番厄介なのが自覚の障害でしょう。

ただ、前記九つの特徴は、健常者でも現れることがあり、人間の弱点と言ってもいいのです。このような特徴が持続的に現れ、本人や他者が困って、治療者の援助が必要になると、精神病と呼ばれることになるのです。

ⓒ精神病の種類

精神病には、統合失調症以外にも多くの疾患、例えば、一部の躁うつ病、器質性精神病（老人性認知症、脳腫瘍、脳外傷など、脳にはっきりとした病変のあるもの）、中毒性精神病（アルコール中毒、薬物中毒）、症状精神病（急性伝染病や代謝障害等の身体疾患によって引き起こされる精神病状態）などがあります。背後に物質的原因（酒、覚醒剤等）や身体的原因（脳病変と身体病が存在している）の精神病もあるので、精神病圏の患者を診る時は、常に身体はどうなっているかも考えておかねばなりません。

また、統合失調症も決して単一ではなく、統合失調症圏の障害として、非定型精神病、妄想状態、パラノイア、統合失調症反応、境界型統合失調症等いろいろなものがあることにも注意が必要です。要するに、人間の心・脳・体全体にわたる複雑な病気なのです。

(2) 統合失調症における統合不全（分裂）とは

ⓐ 統合失調症における分裂（統合不全）

ここで少し統合失調症という名称について説明しておきます。統合失調症とは、その名の通りいろいろな精神現象を統合する力が弱った、ばらばらになっている、すなわち分裂している、ということです。

「分裂」という言葉を最初に使ったのはブロイラー[3]です。彼は「(この病気を)統合失調症と呼ぶのは、様々な精神機能の分裂が、この病気の重要な特性の一つであるから」「こうした症例には程度の差こそあれ、精神機能の明白な分裂が存在する。疾患が顕著になると人格はその統一を失い、そのときどきの精神的コンプレックスが個人を代表することになる。様々なコンプレックスや志向の相互の影響は不十分なものか欠落したものになる」と言っています。

例えばある人が、何かですごい劣等感（コンプレックス）を持っているとします。この時、この人がそのコンプレックスを発展させ、「こんな劣等な人間は皆から嫌われるに違いない」「実際に皆がじろじろ嫌な目で見ているし、自分の悪口ばかり言っている」と思って、外出せず引きこもってしまったり、それに関したことばかりぶつぶつ独り言を言ったり、また家族に「外の人が自分の悪口を言うのでカーテンを閉めてくれ」などと言ったりすると、統合失調症状態の分裂であり、「劣等感―嫌われコンプレックス」だけが、その人を支配していると言えます。いわゆる被害妄想です。

ⓑ 健常者の分裂

例えば、健常者にもコンプレックスはありますが、コンプレックス以外の様々な可能性を考えて、それらをまとめることができます。

例えば「確かに自分は劣等感を感じているが、敏感すぎるだけかもしれない。本当はそんなに劣っていないかもしれない」「この点で劣っているのは事実だけど、自分は他にいいところもある」「劣ってばかりだけど、これから努力すれば、劣等感を克服できるかもしれないし、他の点が伸びるかもしれない」「確かに自分は劣等だけど、それで全員が自分を敬遠しているわけではない」といった具合です。やや不健康な部分が増して来た時でも「皆が自分を嫌っているのは確実なように思うが証拠はない」「間違いなく嫌われているが、それで引っ込むと生活できなくなるから無理をしてでも出ていく」「悪口を言われているのは確実だが、そんなことを言うと変に思われるから言わないでおこう」「気がついたら怒りと不満、不安でぶつぶつ独り言を言っていたが、変に思われるから気をつけよう」と考えることができます。このような状態であれば統合失調症状態にはなっていないと言えるでしょう。

ⓒ 精神的な力の減弱、精神統合不全

妄想は、一つのコンプレックスに支配されるというより、①他の可能性を考える力の減弱　②相対化する力の減弱　③現実をきちんと認識する力の減弱　④証拠や事実に基づいて考える力の減弱　⑤直接体験（コンプレックス、不安等）を間接化する力の減弱といえます。

このように考えたほうが、治療目標を立てやすくなります。

2　統合失調症の症状

(1) 統合失調症の診断基準

統合失調症の症状は、国際分類ＩＣＤ－10[4]の診断基準では、下記の通りです。

①思考化声、思考吹入または奪取、思考伝播、妄想知覚
②妄想（ａ．支配され、影響され、服従させられているという内容）
（ｂ．嫉妬、血統、特別な使命、宗教と関係する内容）
（ｃ．身体が変化したという内容）
③幻聴（注釈を加えるような、対話性）（独語を伴う）

④妄想（未形成、情動を伴わない）（誇大的内容は統合失調症を疑うこと）
⑤感情鈍麻、不適切な感情、増悪する無感情、寡黙
⑥思考途絶、突然の思考挿入

以下、もう少し具体的にくわしく説明していきます。

(2) 妄想について（代表的症状Ⅰ）

ⓐ 妄想の古典的定義

妄想は、幻聴と共に目立つ症状なので、陽性症状の代表ともされています。妄想は、一般的には「根拠のない想像」とか「とらわれ」とか「真実でないものを真実であると誤って考えること」や「根拠がないのに固く信じ込む信念」とされていますが、古典的精神医学では、ヤスパース[5]によって次のように定義されています。

①並々ならぬ確信を持つこと（訂正不能性）
②経験や推理によって影響されないこと
③妄想内容が不可能であること

ⓑ 実際には妄想は固定的ではない

しかし、実際の臨床では少し違います。例えば①ですが、たしかに他者の意見を絶対受け入れない

という頑固な妄想もありますが、確信に動揺が見られる場合もありますし、順序よく繰り返し話し合うことで、訂正されていく場合もあります。

②の場合は、経験を統合する力が弱まり、推理や論理の力が後退しているためだと思われます。これも、治療により精神機能、統合力が増大すると、経験・推理力が回復しますので、妄想も減少する場合があります。

③に関してですが、例えば「誰かに見られている」「盗聴されている」「悪口を言われている」といったことなどは、可能性が絶対にないわけではないですから、不可能とはいえないでしょう。もちろん「御飯を食べれば妊娠する」といった妄想などは、不可能といえるでしょうが、これも「御飯を食べて、元気が出てきて、男性とのセックスが可能になったらどうしよう」という心配の現れ（実際、患者がそう言ったのである）と考えると、全くの荒唐無稽とは考えられません。

ⓒ 妄想の臨床的再定義

それゆえ、筆者は、次のように再定義します。

①確信がとても強い場合もあるが、そうでない場合もある。また話し合いに応じる場合には、訂正の可能性がある

②経験や推理を統合できず、コンプレックスだけが一人歩きする

③ほとんど不可能に近い内容だがありえないことはない

妄想はとても厄介で、本人のみならず家族の方も苦労されますが、工夫すれば治療的に対処可能な

症状です。

ⓓ 妄想の種類

妄想には、様々な種類があり、分類は難しいのですが、敢えて分類を試みると次のようになります。

①被害妄想　妄想の中では、一番多いものです。具体的な例を挙げると「悪口を言われている」「悪い噂を流されている」「いじわるをされている（あの上司は私を辞めさせようとして、無理に仕事を押しつけてくる）」というようなものです。

それ以外にも、追跡妄想（いつもつけ狙われている）、注察妄想（いつも見られている、監視されている、盗聴されている）、嫉妬妄想、物理的被影響妄想（食べ物に変な薬物を入れられたといった被毒妄想、電波で体を変にさせられた）があります。その背後には、本人の恐れや危惧があると思われます。

被害妄想は、統合失調症の八〇％に見られるとされています。

②誇大妄想　時に被害妄想とは逆の誇大妄想も見られます。具体的には「会社の皆が自分に愛想が良くなった。これは自分が社長になる証拠だ」とか「自分は教授に選ばれることになっている」といった感じです。これと同じ系列には、発明妄想（特定の発明をした）、恋愛妄想（女性に多く、相手〔有名人が多い〕から愛されているに違いないという確信を抱く）があります。

これらは、被害妄想とは逆に、自分の願望や空想が本人を支配してしまったものと言えます。こうした誇大妄想はもちろん実現しませんから、実現しない不満を誰かに邪魔されたせいだとして被害妄想も合併することがあります。

③微小妄想、罪責妄想　誇大妄想とは正反対の微小妄想（自己の人格、能力、健康、財産などを過小評価し、自分は意味のない無価値な存在だなどと考える）もあります。これは重症うつ病でも生じます。これは、健康の場合だと心気妄想、財産だと貧困妄想になり、また罪責妄想（自分は罪深い人間で罰せられるしかない）も合併することが多いです。

その他、関係妄想（周囲の出来事を全部自分に関係づける）、宗教妄想（自分は神である）、血統妄想（自分は天皇の隠し子である）、家族否認妄想（自分の家族は本来の家族ではないと思い込む）などがあります。

ⓔ妄想の構造（発生機構）

人間は誰でも、危惧や願望や空想をもっていますから、妄想の発生する可能性はありえます。しかし可能性だけで留まらず、妄想にまで発展してしまう場合を考えていきましょう。

ここでは被害妄想の例を取り上げてみます。

まず、妄想に陥る前の精神状態ですが、事態が自分の思うようにいっていない、苦しく不安、あるいは自信をなくしているといった状態であることが多いようです（準備状態）。

そういう苦しい状態のときに、たまたま知り合いの人に挨拶しても、無視されたということが生じるとします（日常よく起こりえることであるが、それは本人にとって不快な体験であり、妄想のきっかけとなる）。

そうなると、「あっ嫌われたのかな」という気持ちがよぎります。しかし、あまりそういうことにとらわれない人なら、「避けられているのかもしれないけど、まあいいや」となります。しかし、気にしやすい、とらわれやすい人なら「嫌われているんだろうな」という気持ちを後に引きずります。その時ちょうどつらい状態の時ですから、よけいそのことばかり気にします。

こういう時は、自分の存在基盤が揺らいでいる時ですから、自分の主体性が後退して弱点が露呈してきます。

もしその人が、妄想傾向（パラノイア特性）や印象感覚優位傾向（論理や事実を無視して感じだけで判断してしまう傾向）が強いと、何でも「自分は嫌がられている」「自分は排斥されている」という考えに結び付けてしまい、最終的には「自分は嫌われている」「迫害されている」「狙われている」という確信にまで到達するのです。(6)

パラノイア特性とは、①部分を全体化する傾向（一部だけで全てを判断してしまう）②単相傾向（物事の一面しか見ない）③投影傾向（自分の苦しさを周りのせいにしてしまう）のことを言います。

かりに、ここで、パラノイア特性や印象感覚優位傾向にそう支配されない健全な判断の持ち主であれば、無視されたという部分的事実だけで全部を決めてはいけないとか、無視したといっても気が付かなかっただけかもしれないとか、周りは悪い人だけではなくいい人もいるとか、自分は今苦しいから、周りのせいでこうなったと考えやすくなっているだけだとか考えられるので、妄想までいかなくてすんでいるのです。

また、相互性のなさ（人の話を聞かない等）も妄想を構成する重大要因です。他者からの批判を聞けないようになっていますから、自己批判、内省もできず、そのまま妄想の確信が揺らがなくなるのです。

ただ、印象感覚優位傾向やパラノイア特性や相互性のなさがあったとしても、そういう自分を間接化する、つまり少しそういう傾向を観察し客観的に考えるという精神機能、統合力があれば、いわゆる症状としての妄想にまでは至らないと考えられます。

(3) 幻聴（代表的症状Ⅱ）

ⓐ 幻聴とは

幻聴も統合失調症でよく見られる症状です。これも厄介であると同時に不可解なので、本人・家族共に苦しみます。妄想と関連して出現することが多いようです。

幻聴とは、聴覚性の幻覚です。幻覚とは、知覚としては体験されるが、当該対象が実在しない心的現象を指します。

幻聴はもっと正確にいうと要素幻聴（単純な音の幻聴）と複雑幻聴（言語性の幻聴と音楽性の幻聴）に分けられます。要素幻聴や音楽性幻聴は、側頭葉てんかんや脳器質障害に多く、統合失調症で問題になるのは、言語性の幻聴です（もっとも初期の統合失調症では、これら要素性、音楽性の幻聴も出現する時があります）。

ⓑ 幻聴の構造

幻聴は、本来の自分の思考あるいは思考内容の自己所属感が失われてしまい、外部から誰かが言っていると誤って知覚することです。

具体的には、患者の心の中で「自分は悪口を言われているのではないか」または「言われている」という疑惑、確信のような思考内容が出現しますが、これを自分が考えたとは思えない（自己所属性の喪失）というのが、第一段階です。

しかし、自分のものでなくても考え（被害的な）は浮かんできます。しかし自己所属感がないので、外から聞こえるような感じになるのです。そして、そのとき、それが実際の声として聞こえるのか、単に聞こえるような感じがしているだけなのか検討することなく、外の誰かが自分の悪口を言っていると考えてしまい、またそれに従った言動を行ってしまうのが第二段階です。この時の幻聴は非常に迫真的であることがあり、幻聴というより「現聴」と感じられるほど、強烈なことがあります。

ただ、ここでも幻聴という直接体験を間接化でき、客観的に観察し適切に判断できるなら、それほど症状としての幻聴にまでは至りません。

(4) 自我意識の障害

普通、人間は自己と他者を区別し、自己をモニタリング（観察・記録・調整）していますが、統合失調症では、その機能が障害させられることがあり、以下のような症状が起きてきます。

ⓐ させられ現象

これは作為現象とも言います。自分の思考、着想、行為、発話、欲求など種々の心的行為が、他者の力によって干渉され、または妨害されていていると感じる体験のことです。これと似たようなものとして、させられ体験、影響体験、影響感情といったものがあります。

これは自我意識の障害ということでもありますが、「主体性後退」の現象ともいえますし、精神機能、統合力の低下の一つと言えるでしょう。

ⓑ 考想操作、考想察知、考想奪取、考想伝播

これは、他者の考えが入ってくると感じ、また世の中に自分を容易に操作できる者がいる、心理的に操られると思ったりすることです。ひどくなると、テレパシーに操られていると感じたりもします。これは、今述べたさせられ現象に似ており、やはり主体性後退の一つです。自分の考えを他人に知られていると感じ、自分の言動が読まれていると感じることです。

それ以外に、自分の考えが奪われると体験する思考奪取、自分の考えが人に伝わるという思考伝播ということもあります。これらも、主体性や精神機能の低下と言えるでしょう。

(5) 陰性症状（連合弛緩、情動障害、両価性、自閉）

陽性症状が健常者にはない症状とされるのに対し、陰性症状は、健常者が普通に持っている能力が

滅弱したものとされます。代表的なものに連合弛緩（思考の障害）、情動障害（感情の障害）、両価性（統合の障害）、自閉（対人関係の障害）が挙げられます。

ⓐ 連合弛緩

我々は通常いろいろな要素的経験（感覚、観念、運動等）をしますが、これらを何らかの目的や法則にしたがって結び付けたり、また他の観念や経験等を呼び起こしたりします。これを連合と呼び、この連合ができるので統合も可能になるのです。

この連合が弛緩すると、連想や思考がばらばらになり、いわゆる滅裂思考といったかっこうになります。すなわち、

①思考がばらばらで何を話しているかわからない（普通、話というのはある種の目標があるので、了解しやすくなるが、これがないので何を話しているかわからない）
②会話や書字表現で、相手にわかってもらおうという目的が失われている
③一つの思考を追うことができず、多数の思考が統合されることなく入り込んでくる
④思考の途絶が起きたり、一つの思考にじっと固執して動かない

といったようなことが生じます。

ただ、この連合弛緩、思考滅裂と言っても程度がいろいろで、また統合失調症だけでなく、健常者にも生じます。

健常者でも、精神機能が低下すると、少しこのような状態に傾きます。連想を広げ、ある目標（一

つとは限らない）のもとにそれを統合し、他者に理解できるように表現していくというのはかなり高度な精神機能ですから、これが低下するということはよくあるのです。例えば酔っぱらった時や過度の興奮状態のときなどそうなりやすいです。

これがかなりひどくなり持続的になると、統合失調症状態に陥ったとなるのです。統合失調症状態でも程度はいろいろで、全く何の話かわからないような状態から、ある妄想を語っていることはわかる状態までいろいろな段階があります。

また、治療者が丁寧に、患者のまとまりのない話を聞いていると、徐々に話の筋が通りだす時があります。連合弛緩、思考滅裂と言っても関係の中で変化するのです。この適切な連合力の回復は統合力を改善するので、重要な治療目標の一つになります。

ⓑ 情動障害

情動障害に関して、ブロイラー[3]は、統合失調症状態が慢性的になると、感情荒廃、無関心が支配的になると言っています。活発な情動を示す場合もあるのですが、その場合でも、一方的で他者への配慮に欠けると述べています。

さらには、情動表現の統一性の欠落、転調能力の欠陥（一種の情動硬化性で、状況に応じて感情が変化することがない）も挙げられています。逆にちょっとした刺激ですぐに興奮する易興奮性や、「情動の異常な不安定性」（気分変動性、移り気）も述べられています。

ここで重要なことは、情動産出能力は破壊され尽くしてはいないということです。統合失調症状態になると、自分の情動を適切に使えないだけで、情動そのものはあるのです。ただ、その情動は、その時その時のコンプレックスに支配されているので、周りには奇異に映るのでしょう。

無関心については、背後に人間への不信感や恐れが隠されていることが多いようです。彼等にとっては、人間と接するのがあまりに怖い場合があって、そんなときは無関心、拒絶といった態度をとるのかもしれません。

したがって、これも統合失調症の心理をよくわかっている治療者が接していくと、情動は回復していく可能性があります。

ⓒ両価性について

同一対象に対して、愛と憎しみ、友好的態度と敵対的態度のような、相反する心的傾向、感情、態度が同時に併存する精神状態をいう、とされています。

この言葉を最初に使ったのは、やはりブロイラー[3]で、①意志の両価性…食事をとろうとすると同時に、とるまいとする　②情動の両価性…夫が妻を愛しながらも憎む　③知的な両価性…相反する思考、認識を同時に固執する、といった両価的な状態を記述しています。

健常状態でも、憎らしいほど好きだといったように、相反する気持ちを体験することは多いと思われますが、病的状態の時には、①両方の気持ちがあることが意識されていない（されていても不十分）②両方の気持ちをまとめきれていない　③したがって、その両方の気持ちを微妙に調節しながら表現していくということができない、ということになってきます。

ⓓ 自閉について

自閉について、ブロイラーは「内的生活の比較的あるいは絶対的優位を伴うところの現実離脱」と定義していますが、これはジャネの言う「現実機能の喪失」[7]をポジティブに表現したものとされています。

要するに現実からの引きこもりを指すわけですが、自閉的になると、外界はその現実的意味を失い、自分だけの空想的世界に生きるようになります。寡黙で拒絶的で、外部からは人を寄せつけぬ冷たさと映るようです。

自閉にもいろいろな程度があり、ミンコフスキー[8]は「貧しい自閉」と「豊かな自閉」とを区別しています。

「貧しい自閉」の場合、周囲との生きた交流がなく、内面の精神活動も貧困な状態になっています。「豊かな自閉」の場合、周囲との交流は失われているが、内面の精神活動はなお活発に生起している状態です。こうした患者は内面ではかなりの夢想活動を営んでいるのかもしれません。

自閉にならざるを得ないのは、臨床的に見ると患者なりに事情があることが多いようです。それは、外界や他者と接触する時の怯え・煩わしさが一番大きいように思います。ただし、これは、ある程度治って、自己の自閉を見直した元患者たちが語ってくれたことで、一般化できることではありませんが。

いずれにせよ、周囲との関係で自閉の程度は変わってきます。周囲が患者にとって安全な世界になってくると自閉が一部緩み周囲との交流ができるかもしれません。また「貧しい自閉」が「豊かな自閉」に変わっていくかもしれません。

自閉は少しぐらいあっても生活するにはむしろいいこともあります。誰とも会わないでゆっくり過ごすことの楽しみを芭蕉は感慨深げに記しています。問題は、そうした自閉の活用すらできないほど、全くの最低生活（例えば買い物とか）すらできなくなってしまうほど自閉的になると臨床的事態となり、治療的介入が要請される場合が出て来ます。ですから、治療においては、自閉的傾向を尊重したうえで、最低限の生活ができるよう援助していけばいいと思われます。

自閉に陥っている人の気持ちをよく聞いてみると、「人間と接触したい気持ちはあるが、怖くてできない」と告白されることがよくあります。これは一般心理でも了解できることで、その意味で「病的な自閉」とは、「人と触れ合いたい気持ち」と「それを避ける気持ち」の両方の気持ちを統合しきれず、引きこもり傾向に圧倒されている状態だと考えていいでしょう。

(6) その他の症状

統合失調症は全精神機能・全人格にわたる病なので、他の症状もあります。

緊張病行動（激しい運動・興奮と逆の無動・混迷）、仕事・対人関係・日常生活の著しい障害、社会的孤立、引きこもり、役割機能の障害、はっきりとした奇妙な行動、自分の清潔や身なりに対する著明な障害、その場その場的な会話・寡黙、会話内容の貧困化、風変わりな信念、魔術的思考、被影響的行動、文化的規範の逸脱、通常見られない知覚的体験、著明な発動性・関心・エネルギーの欠如、というようなことです。しかし、これらは統合失調症に限らず、人間が疲れたり追い込まれたりすると出てくるものかもしれません。

(7) 統合失調症の初期症状

統合失調症の症状はいきなり出現するものではなく、発症時期が不明確な場合が多いのです。では、明確な統合失調症症状発現の前にどんなことが起きているかを、中安[9]の言う「初期統合失調症」から探ってみます。

ⓐ 自生体験（自生思考）

自分では思っていない考えが突然に出てきます。これを自生思考と呼びます。また「自生記憶着想」（昔の記憶が自然発生的にどんどん出てくる）といった体験も生じます。これは、思考の営みに対する能動性の低下と受動性の亢進の結果とも考えられます。

これがひどくなり、自己所属性まで失われだすと幻聴体験となるのでしょう。

ⓑ 気付き亢進

これは、今注意を向けている物（例えば書類）以外の物（万年筆、机、他の雑誌類など）が視野に入ってきて邪魔になったりする体験で、視覚性気付き亢進といえるでしょう。これは能動性、特に選択能力が落ちていることの現れでしょう。

ⓒ 漠とした被注察感

漠然と人に見られている、注目されていると感じることです。自信がなかったり、不安を抱えている時に生じやすいようです。

ⓓ 緊迫困惑気分

何かに追い詰められている、絶体絶命、逃げ場がない、お先真っ暗と感じられる場合があります。ただ、こうした四つの現象は、強迫性障害でもうつ病でも解離性障害や神経症でも見出せますし、健常者でも追い込まれると出てくる反応なので、統合失調症に特異的とは言いにくいです。

(8) 症状の意味（反応と防衛）

ⓐ 症状は反応。意味がある

統合失調症発病前には、必ずと言っていいほど、困難な状況の中にいると考えていいでしょう。人間が困難（例えば仕事に行き詰ったとき）に会った時の反応は、①抑うつ反応（自分は駄目と思い憂うつで無気力になる）②不安反応（これからどうなるのかと思って不安になりパニック障害のようになる）③心身症的反応（胃痛、下痢、頻尿など）④行動化反応（いらいらしてモノを破壊したり、親に暴力をふるったりする）⑤統合失調症的反応（こんなことになったのは上司が自分を陥れるためにわざと無理な仕事を押し付けてきたのだ）⑥物質依存反応（飲酒などに浸る等）など、いろいろです。

もちろん、これは不適切な反応です。正しい反応は、冷静になって無理をせず一歩一歩解決に向けて、困難に伴うつらい感情を受け止めるといったものでしょう。しかし、人間はいつもこうした適切な対応ができるとは限りません。人間である限り、①〜⑥のような反応をしやすいものです。またそこまでいかなくても、憂うつ・不安・心身不調・いらいら・依存といった気持ちになることはあるでしょう。

統合失調症もそうした不適切な反応の一つであり、症状はその反応の結果と考えていいということです。または人間的弱点の積み重なりの結果といってもいいでしょう。もっというと、精神症状のすべてが人間の弱点の現れと見做してもいいでしょう。ただし、何故⑤のような反応になってしまうのかは、非常に複雑な原因・過程があります。

ⓑ症状は守りでもある

統合失調症の症状には（結果的には不適切な反応になってしまうのですが）、防衛の意味もあります。

例えば、自閉は人間関係の大変さを防ぐという意味があるでしょうし、被害妄想は「とりあえず困難を人のせいにして落ち着く」、幻聴は「不快な感情・思考を自分から切り離す」といった目的を持っているとも考えられます。したがって症状には意味があるだけではなくて、プラスの要素もあると考えておくほうが治療的になります。

こうした症状や症状の芽生えが出ても、それらに振り回されなければいい、と考える視点も大事です。

3 統合失調症の分類

統合失調症には様々な種類があります。それを知っておくことも統合失調症理解には大切なことですが、分類は恣意的なものなので、参考程度にしておくほうがいいでしょう。
国際分類のＩＣＤ—10では次のようになっています。

ⓐ 妄想型統合失調症

これは、妄想や幻聴が主症状で、自閉や連合弛緩などの陰性症状（今までできていたことができなくなる症状）は少ない。

発病は三〇代以降に多いといわれているが、二〇歳前後でもありえる。薬物療法が比較的よく効くとされている。

ⓑ破瓜型統合失調症

破瓜とは一六歳のことで、思春期・青年期に発病しやすい症状である。連合弛緩や自閉、思考の解体、感情の障害など陰性症状が目立ち、妄想や幻聴は少ないとされている。あっても体系的なものではない。

治療が困難とされ、人格水準が低下するといわれている。

ⓒ緊張病型統合失調症

興奮や混迷が急激に出現し、筋肉の硬直が特異的とされている。比較的急速に治癒するといわれているが、再発を何度もするのが厄介である。

ⓓ鑑別不能型

統合失調症の診断基準を満たしているが、この三つのどれにも当てはまらない病型である。臨床の実際では、これが一番多いようである。

ⓔ統合失調症後抑うつ

統合失調症急性発病後、抑うつ的になる場合がある。この時、自殺が多いので注意を要する。

ⓕ 残遺型

統合失調症の発病・消退の後、妄想・幻聴などの陽性症状はないが、自閉・無気力・無為、感情鈍麻などの陰性症状が一年以上続いたもの。

ⓖ 単純型

妄想・幻聴が最初からあまりなく、連合弛緩、感情障害、自閉、無気力といった陰性症状が緩慢に発症していくものである。

ⓗ 急性統合失調症型エピソード

一時的に、妄想、幻聴、興奮などの症状が急激に現れ、急速に消退する。これも再発に注意が必要である。

ⓘ 妄想性障害

系統的な妄想形成を主症状とする病態。一般に幻覚や思考障害などは目立たないとされている。

ⓙ 分裂感情障害

統合失調症と感情障害（うつ病、躁うつ病などの障害）とが合併したもの。

となっていますが、実際の臨床ではこんなにきれいに分類できるものではないので、あくまで参考にするぐらいでいいでしょう。

4　統合失調症の原因

ⓐ 原因は複雑（原因探求は物語の再構成）

統合失調症に関しては、「治るのかどうか」ということと同時に「何故こうなったのか」という原因を、患者・家族は知りたがります。

統合失調症ほど原因が複雑で多種多様な要因が重層的に積み重なっている病気はありません。統合失調症の発症要因を探るのは、たとえて言えば「何故太平洋戦争が起こったのか」「何故原爆が落とされたのか」の謎を解くようなもので、それこそ、複雑極まりないものです。心の病は、身体疾患に比べ、目に見えない部分が多く、よけい複雑さが増すのでしょう。

それに患者一人一人によって、原因は様々で、丹念に原因・背景を追求しようと思うと、結局物語のようになっていくようです。

なるべく事実や真実に即して、患者・家族と共に原因探求をすることが望ましいですし、またその原因が治療上役に立つものであってほしいと思います。

原因を知ることが即治療につながるとは限りませんが、今すぐに結びつけなくても有益な知識になる可能性があるので、これを見ていきましょう。それと、原因探求のポイントですが、「何故この時期に」「何故この人に」「何故こういう症状、病気が起きたのか」ということを中心に考えていけば、理解が進みやすいでしょう。

ⓑきっかけとなる要因（誘引）（変化、ストレス、負担、困難など）

統合失調症の発症のきっかけは様々ですが、概ね、変化やストレスが関係しています。自験例でいえば、入学、転校、入社、転勤、引っ越し、結婚、妊娠、出産といったありふれたことも誘因になります。表面的には良いことであっても、変化はストレスになるからです。また、対人関係の不調、友達や異性とうまくいかなくなる、いじめを受ける、無視される、傷つけられる、配偶者から裏切られるといったトラウマ体験ももちろん発病のきっかけになります。その他、成績の低下、試験の失敗、競争に負ける、先生からの不適切な叱責、仕事の失敗・不調、家庭内の不和、離婚、金銭問題なども誘因になります。

統合失調症の発症に関しては、誘因があるものと誘因がないものとに分かれるという説がありますが、丁寧に患者と話しあっていけば、誘因が見つかることが多いです。というのは、人間は生きている限り、欲求や期待を持つのでストレスをこうむるのです。欲求を持ってもそれが満たされるとは限りません。すなわち「思うようにいかない事態」に必ず出会うわけです。それはストレスになる可能性があるわけで、人間はずっと困難にさらされているのです。

したがって、一見誘因らしきものが見当たらなくても、その本人を統合失調症発症に導いたものは何か、患者の立場に立って考える必要があります。

ⓒ病前性格（発病前の人となり）

統合失調症発症のきっかけが、困難に出会った時の反応だとしても、すべての人が統合失調症になるわけではありません。では、どういう人がなりやすいのでしょうか。

まず、統合失調症患者には、素直でいうことをよく聞き、育てやすかったという人が多いです（それはそれでいいのでしょうが、こういう人は自己主張能力や拒絶能力に欠け社会生活がやりにくくなるでしょう）。

それ以外に内気で引っ込み思案、非社交的で、人との付き合いを避ける傾向があります。思春期に仲間ができず、友人が乏しいといっていいでしょう。

また感受性が強く、特に人とのかかわりに敏感で傷つくことをひどく恐れているといった面があります。こうした傾向を分裂質と呼んでいます。

要するに対人関係やコミュニケーション能力の訓練ができていないといえるでしょう。

また、今のような分裂質傾向の人と違って、人にかかわろうとするがうまくいかず、絶えず不安定になっている「ストーミーパーソナリティ」（アリエッテイ[10]による）のような性格も時折見られます。

しかし、そうした気質の人が全て統合失調症を発症するわけではありません。

ⓓ ストレス脆弱性

どういう人が統合失調症状態に移行しやすいかについては、ズビン[11]が言っているストレス脆弱性があげられます。これはストレスに弱く、ストレスに会うとすぐ統合失調症状態に移行することです。多くの場合、遺伝要因、発達要因、生態学的要因、学習要因、内的環境要因（神経伝達物質の障害）が複雑にからみあって形成されるとされています。

ⓔ 他の要因

以下のことも統合失調症の発症を促進するといわれています。

①妊娠中のウイルス感染、母胎の低栄養・喫煙・飲酒、妊婦の心身の疾患
②分娩期の異常
③乳幼児期の汎成長不全・神経統合機能不全・集中力不全・受動性、母親が入院する等の事情で生ずる養育剝奪、母親の養育不良（過保護、一貫性欠如、隠された敵意）
④小児期の注意・情報処理機能障害、学童期の問題行動（感情が抑制できない、級友から拒否されるなど）
⑤青年期の思考連想の浮動性、家族内情緒環境の歪み（コミュニケーションの歪み、感情的言動、批判的言動）

これからもわかるように、統合失調症状態が発現するまでは、相当複雑な要因が絡んでいると言えそうです。

また、それ以外にも、遺伝的要因、家族要因、社会的要因など様々なものが複合的に絡みあって発症するのでしょうが、詳しいことまた治療のところで述べます。ただ、強調しておきたいのは、原因探しはあくまで治療にプラスになるよう考えてやるべきだということです。

5　統合失調症の脳内変化

統合失調症に限らず、うつ病やその他の心の病でも、脳の中に何らかの変化は起きていると考えられますが、現在のところ、以下の仮説があるようです。脳内の変化を心得ているほうが、患者を理解しやすいでしょうから、心理士の方であっても大いに脳に関心を持ってほしいと思います。

(1) 統合失調症の生物学的仮説

ⓐドーパミン仮説

中脳辺縁系におけるドーパミンの過剰が、妄想や幻聴といった陽性症状に関与しているという仮説。ただ、これはのちに批判され、現在では前頭葉や前頭帯状回などで、ドーパミン受容体結合能の低下を示唆する研究のほうが多い。

ⓑグルタミン酸仮説

統合失調症では、脳脊髄液中のD－セリンの低下や大脳皮質におけるキヌレン酸の増加が報告されており、グルタミン酸受容体（このイオンチャンネル型がNMDA受容体と呼ばれる）の低下と統合失調症が結び付けられている。

なお、D－セリンは、グルタミン酸受容体の結合部位を活性化し、キヌレン酸は阻害する。

ⓒ脳体積減少説

統合失調症では、前頭葉前野、側頭葉、大脳辺縁系などの委縮が、健常者に比べて優位に多いとされている。

これら以外に、セロトニン仮説、カルシニューリン系遺伝子異常、カルボニストレス説などいろいろな方面で仮説が立てられ、研究が続けられているようです。

(2) 脳を守ること、脳に責任をもつことの重要性

我々は統合失調症治療に限らず、日頃から脳を大切にし、脳に責任を持って生活することが大事だと痛感します。

推測ですが、おそらくは脳を大事にすることで、脳内のドーパミン系、セロトニン系、アセチルコリン系、グルタミン酸系、ＧＡＢＡ系の神経伝達物質回路が正常に機能するのだと思われます。薬物療法は、こうした回路を正常化させ、脳体積の減少を防ぐとされています。

薬だけでなく、カウンセリングで側頭葉の体積が増したとの報告[12]もあり、適切な心理療法や患者への接し方は脳体積の減少を防いだり、適正に増加させるという可能性を示唆するものと思われます。カウンセリングや精神療法は、心の整理というだけでなく「脳を正常化し、脳を守る」ということも目的にすべきです。

では、どうすれば脳を大事にできるかということですが、以下のようなことが考えられます。

①適切で適度な睡眠、栄養摂取・排泄、活動・休息、仕事・遊び・気晴らし
②適度な対人関係と一人でいることを楽しめること
③悪いほうだけでなく良いほうからも考えられるようになっておくこと
④リラクゼーション、ゆっくり腹式深呼吸、ツボ刺激、爪もみ、適度な体操、運動、散歩
⑤楽に過ごすこと
⑥したいこと、できること、有益なことをすること
⑦思うようにいかなくてもかまわないと覚悟しておくこと
⑧思うようにいかないつらさを持ちながら、適切に行動して不適切な行動は控えること
⑨悪いストレスを良いストレスに変え、ストレスと上手に付き合うこと
⑩あまり健康法にとらわれずに、自由自在にふるまうこと

⑪必要な時は、適切な心の病の薬を適量で服用する

といった、ごくごく当たり前のことです。ただ、強調しておきたいのは、この当たり前のことが実に難しい時があるということです。特に統合失調症のような体験にさらされると、前記のことが一層難しくなるのです。

いずれにせよ、統合失調症だけでなく、心の病、心の問題にかかわる治療者は脳に関心をもっておいたほうがよいでしょう。

6 統合失調症とは「精神の危機」である

(1) 課題や苦を受け止めることの困難

今まで述べたことをまとめてみますと、統合失調症とは精神の危機の表現でもあるといえるでしょう。

我々はいつの時代でも何らかの要求や課題を持たされ、そのために苦労したり達成できて喜んだりといったことを繰り返しています。

統合失調症の好発時期である思春期・青年期には、友人や異性関係の確立、社会的能力（勉強・仕

事など）の獲得、自立の達成、自己主張能力や拒絶能力の獲得、集団への適応、エゴと周囲のバランスの獲得、相互性の発達（他者の立場に立てる、他者の話を聞ける、理解しようとする）、自信（自己を頼りにできること）の獲得、自己コントロールの獲得など様々な課題がふりかかってきます。

こうした、主として人間関係に関する課題は思う通りに行くとは限りません。むしろ思うように行かないことのほうが多いのです。思うように行かない事態に直面させられると、人間は欲求不満となり、ひどくなると様々な苦しみ（憂うつ・絶望・無力感・自己嫌悪、不安・心配・気がかり・悲観的傾向、いらいら・モヤモヤ・怒り、迷い・ためらい・困惑、自己喪失感など）や困難に出会わされることになります。

その時、こうした苦しみを受け止めていけると（苦しみの原因などを観察し、減らせる苦しみは減らすようにし、減らせない苦しみはそれを持ちながら適切に行動し不適切な行動を控えるといったこと）、人間は危機を脱し、より自信と良き体験を持って、さらに前進することになります。

残念ながら、統合失調症状態をきたす人は、こうした苦しみや困難を受け止めることができず、苦や困難に圧倒されることになります。

圧倒されるということは、正しく対応できない、精神機能が働かないといった状態です。これが精神の危機という事態です。

(2) 苦や困難に圧倒された例（事例A）

統合失調症発症の場合、どのように圧倒されていくか例を挙げて説明します。

高校に入学したばかりのA君は内気で引っ込み思案で空想癖の強い子でした。案の定、周りに溶け込めず、友達もなかなかできません。皆は楽しそうに高校生活を送っているのに自分だけはちっとも楽しめず、憂うつとこれから先の不安で苦しむことになります。

そして、この苦しみと困難が永遠に続くのではないかと思ってますます苦しくなります（苦しさ、不安という直接体験を間接化できず、それに取り込まれ、ますます苦しさを強めるのです）。

また、自分の状況を正しく見られず、「皆が自分を無視している」「自分を陥れようとしている」「わざと自分を苦しめている」と思ったりします（客観的に考えれば、そういう事実は、はっきりしていないのに、自分の主観だけでそう思い込みます。妄想の芽生えです）。

さらに、自分が友達を作ろうとしたり集団に溶け込もうとしないのに「周りが何かたくらんでわざと自分をいじめている」というように、人のせいにします（これを投影傾向と呼びます。精神が圧倒されるとこの傾向が強くなり、またこの投影・他責傾向を自覚することもできなくなるのです。こうしたことはますます妄想形成を強めます）。

そして、同級生が立ち話をしているだけで「自分の悪口を言っているに違いない」と思ったりもします（これは部分的なことだけで全体を判断してしまう、という部分の全体化と呼ばれる機制ですが、圧倒されると視野が狭くなり全体が見えないのでますますこの傾向が強くなります）。

そして、実際に「周りの悪口が聞こえる」「皆が『アホ、バカ、死ね』という声がはっきり聞こえる」と感じます（印象感覚優位傾向で、自分の不安という直接体験にそのまま圧倒され、それで言われていると信じ込んでしまいます。また、「アホ、バカ、死ね」というのは自分の自己否定の内容と考えられますが、圧倒された場合、自己諸属性を失って、「外から聞こえる」という形で外在化されます）。

こんな風に圧倒されている中、次第に夜も眠れなくなり、学校も休みがちになります（圧倒されるとさらに現実から退却する傾向になります。また悪いほう悪いほうにしか考えられず、学校を休み引きこもるという選択しかできなくなるのです。つまり「そのうち事態は改善する可能性もある」というように複合的に考えられず、単相傾向が強くなります）。

両親は互いに仕事で忙しく子供のことに無関心だったのですが、さすがにびっくりしてA君を問い詰めます。しぶしぶ事情を言ったところ、母親は「それは思い込みよ。被害妄想よ」と言うのですが、A君は聞く耳を持たず、「自分は陥れられているに違いない」と自説を曲げず、引きこもりと幻覚妄想状態はどんどんひどくなります（圧倒されると相互性、つまり相手の話を聞くということができなくなり、これも妄想状態を強めます）。

(3) 精神機能の未発達（統合失調症になりやすい人）

この後、A君は嫌々ながら、両親に精神科クリニックに連れていかれましたが、「一言でもしゃべったら、精神病と見做され、精神病院に放り込まれて一生出られない」と思い込んでいるA君は押し黙ったままです。

しかし、その時の精神科医は優秀な方で、無理やり連れてこられたA君の不安・恐怖・不満などを思いやり、また学校でのことを妄想扱いせず、どうしたらA君がやすらげ楽になれるかに焦点を絞り穏やかに対話していったため、A君は次第に心を開き、薬のお蔭もあってよく眠れるようになり、少しずつ落ち着きを取り戻してきました。

落ち着いたところで、これまでのことを話し合うと、次のことが明らかになりました。

①中学の時は、内向的であっても成績が良かったせいもあり、皆から浮くことはなかった。しかし、進学校に行ってからは、全然注目もされず、次第に孤独になりこのままでやっていけるのか不安になり、憂うつになった。

②妄想や幻聴をきたしたのは次のようなことでした。

- 疎外感や孤独感といった直接体験を、少し離して間接的にみる間接化機能が弱かったことで不安や憂うつが強くなった。
- 客観的に考えられず、自分の主観だけで考えてしまった
- 悪いほうだけでなく、良いほうからも考えるという働きが弱かった
- 一部分だけで全体を判断してしまった
- 自分への内省がなく周りのせいにした（投影・他責傾向）
- 人の話を聞けなかった（相互性の未発達）

A君はこれらのことに気付きだしたのです。

幸い、A君は自分に起こっている事態をよく見るようにしていったため、まもなく高校に行けるようになり、希望の大学に入学しています。そして、「自分の内向的な性格や精神機能の弱さは簡単には治らないにしても、そういう弱い点をなるべく自覚し、困ったら先生（精神科医）のところに行って相談する」と言っています。精神科医のほうは、「内向的なところはいい点もあるし、無理して対人関係を持たなくてもいい。必要最低限の人間関係だけでいい」「また精神機能の弱さに対する自覚を持っているということは、それだけ精神機能が上昇しているということだから、弱いという自覚を持っているのはいいことだ。謙虚な人ほど立派というのに似ている」と支えているようです。

【要約】（統合失調症の原因）

統合失調症の発症は、誘因となるストレス（困難、苦しみ、不安）と素因（精神機能の未成熟）が重なり合って起きるといえます。

「精神機能の弱さ」の原因には多数の要因が考えられるでしょうが、その中でも適切な対人関係の経験のなさ（生後から発症まで）が大きいと言えるようです。

そして、この①誘因と②精神機能の弱さ（間接化・客観化・全体的視野・複合力・相互性・内省等の弱さ）は、③「自信や主体性の後退」を引き起こします。

おそらく、この三要因が絡み合って悪循環的に作用することで、統合失調症の状態に至ると推測されます。

第2章

統合失調症の治療について

1 統合失調症治療の一般原則

(1) 原則にとらわれないこと。初回の重要性

前章で述べたように、統合失調症は精神の危機と、精神機能の弱さを中心とした悪循環に原因があります。全例が簡単に治癒するわけではなく、比較的容易なものから困難なものまで様々です。最終の目標は、本人の「心のやすらぎ」といったものになるでしょう。

統合失調症の治療は、その個人個人、またその時の状態や状況に応じて変わってくるので、あまり画一的なことは言えません。このことは、神経症やうつ病でも同じだと思いますが、統合失調症の場合は、それが特に言えるという印象を持ちます。

一般原則のようなものがないわけではありませんが、あまりそれにとらわれないほうがいいでしょう。一例一例、それこそ芸術作品や発明品を作るような創意工夫が必要なのです。ただし、治療の失敗は、患者がもろにかぶることになるので慎重な対応が必要です。

統合失調症患者は、人間として基本的に大事なこと、治療の手段・道具そのものに欠落があると言えます。ですからそれを踏まえて、初期から、自覚や治療意欲や信頼関係といった基本的なことの育成に心がけておくことが大切です。入口が出口を決定するということは、統合失調症治療という困難

な課題の場合、特に強調される点です。最初のボタンの掛け違いがずっとあとまで影響して、非常に困った事態になることがよくあるのです。

(2) 初期治療の基本的枠組（外来治療を中心として）

それでは、初期対応はどうしたらいいのでしょう。これも、その患者の状態や出会い方等によって、様々な対応があります。まず、統合失調症治療初期の基本的枠組（治療目標であり、治療の基礎ともなる）を述べます。統合失調症の治療は、他の心の病の治療と同じく、自由自在に、臨機応変にやるほうがいいのですが、全く何もわかっていないより、一応の指針を踏まえたうえでの自由性が望ましいと思われます。

ただ、ここでは治療の総説というより、筆者の個人的体験に基づく話であることをお断りしておきます。ちなみに、筆者は五年間の訓練期間の後、五年間の私立精神病院、七年間の総合病院精神科（外来治療中心）の勤務を経た後、精神科クリニックを開いて二三年になります。したがって、入院治療経験があるとは言え、外来治療が主だったので、話もその傾向が強いことを了解していただきたく思います。

以下に述べる一〇の目標は、統合失調症治療の初期だけではなく、治療期間中、筆者はいつも念頭に置いています。これらは、治療目標とも言えるし、同時に治療を進めるうえでの基礎を成すもの、すなわち治療手段と呼んでもいいものです。

ⓐ自覚と治療意欲の育成

精神科患者は概して、自己の問題点に関する正しい自覚に乏しいのだが、統合失調症患者にあっては特にその傾向が著しいと言える。しかし、この自覚は治療の基礎をなすものだから、初期からその育成に努めねばならない。これは、自分の意志とはいえない形で、治療に導入されたり、入院になったりした場合は特にそうで、その時は家族が連れてきた理由や入院させられた理由について詳しく話し合い、その理由の見直しを共有する必要がある。また、自覚と間接化・客観化は車の両輪のようなものだということも押さえておいてほしい。

ⓑ脱落意識の防止とそこからの回復

統合失調症患者が、自分の病状を自覚するのはいいが、彼等の持つ特有の思考障害や余裕のなさのために、自分の全てが病的であると考えてしまい「自分は普通の人間からはずれてしまった」という脱落意識を抱きやすいことに注意したい。こういう時、治療者は「あなたのこの部分は確かに病気と言わざるをえないけれど、例えばこういうように話し合えている部分、具合の悪い点を自覚している部分等は、健康な部分ですよ」ということを、患者に伝え、（病的）部分の全体化を防がねばならない。また、患者は、自分の病的体験が「普通の人間からはずれてしまったために起きた」と考えやすいので、この点にも手当が必要である。患者の体験は「人間一般が持つ弱点の積み重ねの結果」であり、それは逆に「人間であることの証」でもあると伝えねばならない。

ⓒ思考・検討能力の障害とその改善（間接化の回復）

他の精神科患者でもそうだが、統合失調症患者にあっては、特にこの能力（複合的思考、選択、部分と全体の区別、受動的体験のコントロール、相互性、待つこと、抽象化、統合力、現実吟味といったこと）の障害が著しいと言える。したがって、治療者はいつも患者の思考障害に焦点を当て、その改善に努めねばならない。ただこの弱点克服は、一朝一夕にできるものではなくて、長年の限りない働きかけの繰り返し、言わば思考や脳機能のリハビリテーションのような営みを通して、少し前進するだけであるということを覚悟しておかねばならない（統合失調症状態では特に体験を直接的・受動的にしか感じられず、その体験を能動的に間接化できていない。このことが妄想・幻聴などの症状形成につながる。したがって、思考力の回復は間接化の回復と言ってもいい）。

ⓓ安全感の育成

患者は、自分に自信がなく、自己を受け入れることができず、自己否定的であることが多い。それは世界や他者に対する不信感につながり、結果として絶えず他者から「迫害されている」「低く見られている」「軽蔑されている」「変な人間だと思われている」「嫌われている」といった被害感にいつも囲まれていることになりやすい。それゆえ、患者は常に安全感を脅かされ、一日として気の休まる日がないのではないかと推測される。治療者はこうした患者の苦悩に共感すると同時に、過度の侵入に気を付け、彼等の欠点や問題点はとりあえず一つの生き方、能力であるといった形で受容することが大事だと思われる。これは、中井久夫[13]の言う安全感を贈り届けるといったことに似ると思われるが、いずれにせよ「この世で生活しても、迫害されず、安全に生きられる世界があるんですよ」ということを伝えねばならない（ただ、これは、欠点や問題点を放置するということではない。彼等が力をつけ次第、これらを少しずつ改善の方向に向かわせるのは、治療者・患者双方の望みである）。

ⓔやすらぎの獲得・維持

患者は常に欲求不満や、納得がいかないことに悩まされており、やすらぎの感覚が得られていない。この「やすらぎ感」を得るには、ある程度現実の生活に満足し、自己の弱点を克服するといったことが必要になる。そうなるためにも、この「心のやすらぎ」という言葉を、患者との間で治療のキー・ワードとして使うとよい。すなわち「今、心はやすらいでいますか」「やすらいでないとしたら、やすらぎを奪っているの何でしょうか？」「今、十分にやすらげていないとしても、最初出会った頃に比べればどうでしょうか？」といった形である。

ⓕ良好な治療関係の形成・維持

これは、治療の重大目標であると同時に、他の治療目標実現のための出発点や基礎ともなる。おおげさに言えばここに治療の成否がかかっていると言っても過言ではない。この「良好な治療関係」というと、おだやかで友好的で親しみのこもった関係ということを連想しやすいが、それだけでは十分とは言えない。本当の意味で良好というのは、互いに真実を言い合える関係ということである。すなわち患者は、治療者の態度や考え方や指示内容、薬や入院のことなどについて、少しでも疑問や不満があれば、治療者にそれを言うことができる。一方、治療者は、患者の問題点や具合の悪い点を指摘できるといった関係のことを言う。また、そのためにも、治療に関する約束を守ること、危険な行為（自傷他害といった行為）をしないといった契約もきちんと結んでおかねばならない。

ⓖ家族との関係の確立

統合失調症患者は、その自我の弱さもあって、自分一人だけでは治療関係を維持することがなかなかできない。したがって、家族という代理自我が必要になってくるわけで、治療者は家族とも関係を結ぶことになる。経験上からも理論上からも、家族との信頼関係の確立は大変重要だが、その信頼関係確立の第一歩は、家族の苦悩、不安、疲労、苛立ち等を十分汲み取ることである。ただ、家族の苦悩には共感しても、家族にむやみに迎合するのはよくない（患者に対しても同様）。家族は心理的に追い詰められて「このことは患者に内緒にしてほしい」「患者に内緒で薬を増やしてほしい」「とにかく病院や施設に入れてくれ」といった理不尽な要求をすることがある。こうした時は、家族の要求を聞き、それが治療にプラスになるかどうか吟味しながら、家族の考えの良い点と問題点に気付いてもらい、良い点を伸ばし、悪い点を減らすように指導していけばいいと思われる（頭ごなしに批判するのは失礼だし、治療的にも好ましくない）。

治療はあくまで本人が中心なので、家族だけと会うより本人を同席させたほうがよいであろう。あるいはそれができなくても、家族から得た情報はできるだけ本人に伝えるということを家族に了解してもらうことが重要である。患者との間で共有されない情報は役に立たないことが多く、時に有害な場合がある。

ⓗ 現実生活の適応

統合失調症患者の障害は、神経症者やうつ病のそれよりも深く、現実生活が破綻していることが多い。また、もともとの内閉的思考や空想的傾向がこれに拍車をかけ、現実生活を忘れさせてしまう。したがって、患者の現実生活への適応も重大な治療目標になる。このための原則は、最初はごく易しいところから始め、徐々に水準を上げていくということにある。具体的には、就寝や起床の時間、食事や身の回りのこと、さらには家事手伝い、運動や軽い遊び、デイ・ケアや作業所、アルバイトといった形のことを、順番に話題に出していく。それゆえ、患者がいつもどのような生活を送っているかを把握することが大事になる。その上で、患者が今の生活に満足しているかどうかを話題にし、少しでも納得のいく生活になるにはどうすればいいのか考えていくという作業に入る。

ⓘ 他の社会資源の利用（他機関との連係）

患者の障害の程度が重かったり、慢性化してくると、独力で、あるいは家族と一緒でも、社会生活への適応や就労等が難しくなってくる。このような場合は、保健センター等を通じて、デイ・ケア活動、作業所への通所、就職相談等を依頼する。こういう形で立ち直る患者はかなり多い。それゆえ、患者や家族が自力で立ち直るのが難しそうだと感じたら、こうした社会資源の利用を提案してみることが重要になる。

ⓙ 薬は必要に応じて使う

普通、統合失調症の治療というと薬物療法が基本で不可欠だといわれている。これは、必ずしも間違ってはいないが、筆者の経験では薬物を使わず治癒した事例もあり、必ずしも絶対に必要というわけではない。むしろ薬絶対主義から自由になって、この患者の治療（精神機能回復ややすらぎ獲得など）に必要と思える時に、必要な薬を必要なだけ出し、不要になってくると薬を減らしていく、やめていくという柔軟な姿勢のほうが、かえって薬物の効果が出やすいし、治療のプラスにもなりやすい。患者もまず薬よりほしいのは「やすらぎ・ゆとり・居場所・安心感」といったものである。

前記のようなことを念頭において、統合失調症患者にかかわっていくことが重要です。

2　治療の実際

(1) 治療の基本的流れ（理想的なモデル）

まず、理想的な治療例を挙げます。実際にはこんなにスムースに行くことは稀ですが、基本を押さえておいたほうが後の困難事例に対する理解がしやすくなるでしょう。

事例B　就職に伴って一九歳で発病した女性、現在四四歳

[受診に至るまでの病歴]

Bさんは、中・高時代から非常に内気で引っ込み思案、あまり友達もおらず、楽しくない暗い生活を送ってきたとのことです。

何とかこういう環境を抜け出したいと、大阪にやってきて希望の会社に就職します。最初のうちは張り切っていて、上司にも褒められたりして喜んでいたのですが、そのうち疲れだしてきてミスがあり、上司に怒られてしまいました。このショックでBさんは眠れなくなり、市販の睡眠薬を飲みましたが改善しませんでした。会社でいつ怒られるのかびくびくしていたら、誰かが「仕事できない。能なし。厄介者」と言っていたのが聞こえました。「自分のことを言っているのに違いない」と思うようになり、とうとう会社に行きにくくなりアパートに閉じこもってしまいました。心配した会社側が親元に連絡を取ると、慌てて母親がとんできました。事情を聞くと、まとまりのない妄想めいたことを言うし、全く様子がおかしいので、会社の人に相談して、筆者の元に来院しました。

[解説1]

統合失調症の主症状である幻聴と妄想が出現しているようです。おそらく、親元を離れて一人暮らしを始めたり、仕事の負担などが誘因でしょう。極度の内向性という病前性格も素因として推測され

ます。

【初回面接（診察）】

初診の時、本人は母親に連れられておどおどしながら入ってきました。すぐにしゃべりだす母親を制して、筆者はゆっくりと穏やかに話しかけ、以下のようなやりとりになりました。

治療者〈怖いんですか？〉
Bさん「（無言でうなずく）」
治療者〈怖がることはないですよ。ここは異常かどうかを判断するところではなく、あなたを楽にするところですから〉
Bさん「……」
治療者〈ところで、今日受診したのは自分の意志ですか？〉
Bさん「……いいえ」
治療者〈連れて来られたとしたら怖いし嫌だよね？〉
Bさん「そうなんです」
治療者〈どうして連れて来られたか説明できそうですか〉
Bさん「多分、おかしく思われたんだと思います。でも私からしたら絶対確かなんです」
治療者〈どういうことか説明できますか〉
Bさん「会社の人たちが私のことを嫌がって、悪口を言いふらしたり、辞めさせようとしているんです」

治療者〈それでどうなったんですか〉

Bさん「母に言っても信じてもらえず、こんなところへ連れて来られて、私、病気じゃないんです」

治療者〈それは後で考えるとして、とりあえずもう少し詳しく説明してくれる〉

（その後、会社で悪口を言われていることや噂を流されたり、自分のアパートでも盗聴・盗撮されていること、市販の睡眠薬を飲んでも眠れていないことなどを訴える。筆者は熱心に聞く）

治療者〈いずれにしても大変なことが起きているんですね〉

Bさん「そうなんです。もう終わりです」

治療者〈まあ、そう早決めせず、いずれにしろ私は困った人を助ける役目があるので、何かしてあげることはないですか？〉

Bさん「わかりません」

治療者〈あなたは相当疲れているでしょ〉

Bさん「そうです」

治療者〈それに眠れていないんじゃないですか？〉

Bさん「ええ」

治療者〈それではまずよく睡眠をとって疲れを癒し、よく考えられるようになってから、もう一度このことについて検討するのはどうでしょうか？〉

Bさん「……（うなずく）」

治療者〈ところで、今晩寝られそうですか？〉
Bさん「……」
治療者〈お母さんに聞いてもいいかな〉
Bさん「……（うなずく）」
治療者〈では、お母さんから見たらどうですか？〉
母　親「とても無理です。ここ二日間、夜寝られていません。昼間も変なことばかり言ったり、怯えきっています」
治療者〈今の話は事実？〉
Bさん「……ええ」
治療者〈それだと気持ちを落ち着ける薬とよく眠れる薬をあげるけど、どうですか〉
Bさん「薬、必要ですか？　そうすると私やっぱり病気なんですか？」
治療者〈それは後から考えたらいいことで、とにかく薬で疲れを取り、ぐっすり眠ることが必要ですよ〉
Bさん「……」

といったやりとりがなされ、とりあえず本人からはっきり承諾は得られないものの、筆者は、セレネース一・五ミリグラム、アーテン二ミリグラムを夕食後に、眠前にベゲタミンB一錠を処方して、一週間後に来るように言いました（もちろん異変があれば、その間にも来るように言いましたが）。

［解説2］初回面接、初期治療のポイント

①本人をまず中心にする（母親が話そうとしてもまずは本人である）。
②本人の気持ちを推測して思いやる。このように時によっては「怖いの？」と声掛けしてあげる。これは外れていてもあまり害はない。
③受診意志の有無を聞く。連れて来られた場合の恐怖と不満を思いやってあげる。
④本人が心を開きだしたので、詳しく訴えの内容を聞く。
⑤たとえ、幻聴であろうが妄想であろうが、本人の大変さ・苦しさ・恐怖に焦点を当てて聞く。
⑥本人のしてほしいこと、要求を聞く。答えられないことも多いが、治療者は本人の要望に応える人だという認識を少しでも持ってもらえれば治療のプラスになる。
⑦治療者はまず、本人との波長合わせを考え、疲れと睡眠不足に焦点を当てる。
⑧自力で睡眠がとれそうか聞いたところ自信がなさそうなので、この時は母の助けを借りる。本人中心主義もいいが、本人の許可を得て必要な情報をもらうのは悪くない。
⑨その結果、自力での疲労回復、睡眠は難しそうということで、抗精神病薬のセレネース（直接体験に圧倒されているところから少し離して間接的に自分の体験を見るのを助ける。その結果、幻聴・妄想がやわらぐ。また冷静にさせる作用もある）、アーテン（セレネースの副作用止め）、ベゲタミンB（抗精神病薬配合の睡眠薬）を処方した。
⑩幻聴・妄想があるからいきなり薬をという手段をとるより、本人に波長を合わせ、共同作業で服薬につなげることが重要である。

【２回目以降の経過】

本人はその後、薬を飲むのを嫌がったようですが、母が何とか説得して飲ませた結果眠れるようになり、少し気持ちも落ち着いてきました。ただ、まだ頭がぼーっとして考えられないような感じでした。それから、母の勧めで実家に帰ることにし、そこから二時間ほどかけて通院することにしたそうです。

早速〈気分はどうか〉と聞きますと、「眠れるようになったのはいいけど、まだ頭がぼーっとしているか、曇っているような感じで」と言います。

ついで、〈今、何か心や頭に浮かんでくることがありますか〉と聞きますが、「何かいろいろ浮かんでくるけどまとまりません」と言うので、〈今、それらを話し合って整理していくほうがいいですか〉と聞くと無言です。

そこで〈まあ、それは後にして、今は気楽に過ごすように〉と言っておくと安心したようです。

【解説３】

回復しているかどうかは、睡眠・休息がとれているかどうかです。それから、回復期初期は、急性期の脳の興奮の疲れや幻聴・妄想など様々な恐怖感による疲労、薬による鎮静などのためにあまり頭が働いていないことが多く、こんな時はそっとしておくのと、できるだけ楽に過ごすことが重要になります。それと実家に帰ったのはより休息がとれたのでよかったと思われます。

［脳の疲労回復、過去の整理の開始］

四、五回目以降ぐらいから、少し頭がはっきりしてきたので、本人に今気になることについて聞くと、「これからどうなるのか」「会社に戻れるのか」「私はどうなってしまったのかしら」といったことでした。それで〈では少しずつ振り返っていきましょうか〉と聞くと「はい」とのはっきりした返事でした。

そこで彼女とゆっくり話し合ったところ、次のようなことが明らかになってきました。ただ、本人は覚えていないことが多く、筆者がかなり助けて共同探求しました。

①実は、大阪に出てくるとき、内心では「本当に一人で暮らしていけるのかしら」「会社で働けるのかしら」とうっすら不安に思っていたけれど、今から考えたら当時はそんなことほとんど意識せず、そんなことを考えないようにしていた。

②大阪に来た時は、引っ越しや大阪弁に慣れることや仕事を覚えることに必死だった。

③半年たって疲れが出てきたのかと思うけど、「本当に仕事ができているのかしら」「周りからどう思われているのかしら」「本当に評価されているのか」「嫌われているのでは」「役立たずと思われているのでは」という不安が出てきて、夜も眠れなくなってきて、頭も働かなくなってきた。

④そのうち、会社の中で私が注目されているように感じた。特に仕事がちゃんとできているかどうか監視されているように思った。

⑤そして、「あの人は駄目ね」とか「一生懸命やっているようでも所詮役立たずね」とか「早く辞めたらいいのに」とかいった声が聞こえてきたのです。びっくりして、聞き違いかなと思ったん

ですが、間違いないんです。
⑥それから、皆がくすくす見るし、会社の外や電車の中でも「お前は無能。ダメ人間」「気持ち悪い」という声が聞こえだし、会社が私を追い出そうとしている、皆が企んで私を陥れるようにしている、と思い出しました。
⑦それで、怖くてアパートの中に閉じこもっていたら、自分の考えが漏れていったり、それに盗聴されたり、隠しカメラで盗撮されたり、また盗聴や盗撮の内容が周りに流されていると思いました。今でもまだ不安で、こんなことになって会社に戻れるかどうか、それと私の将来はもう真っ暗ではないかと絶望しています。

【解説４】

この話は本人だけでは無理なので、治療者が適度に聞いたり、補ってあげたり、要約したりしてできあがったもので、少し治療者側の誘導が入っているかもしれませんが、話というものはそういうものなのである程度はしかたありません。

この話を見ると、本人は、幻聴・妄想が発生する前から、不安や疲れがあったようです。それと入社半年ぐらいで、より強い不安や被害念慮があったということが明らかになります。要するに前駆期があったということです。

【幻聴・妄想の整理】

話が一応まとまってきたところで、本人の病的体験、特に幻聴・妄想の整理を提案します。これは治療上大変大事なポイントで、この自分に起こった体験の整理・理解が今後の予後を左右するのです。

それでまず、本人への悪口が「実際の声」なのか「言われた感じ」だけなのか、あるいはどちらともはっきりしないことなのかを話し合います。

本人は、「あんなにはっきりと聞こえた」ので、実際に聞こえたに違いない、と言います。家の中でも聞こえたといいます。本人にとってはまさに「現聴」なので、ここを治療者は理解しておく必要があります。

それで、筆者は実際に聞こえたといえるためには、「聞こえたという実感」だけでなく、「発信源が明らかなこと」「自分以外の他の人にも聞こえること」が必要との条件を提示し、その承認を得ます。続いて、本人の場合、どうだったかというと「会社の人たちが言っていた」とは言うものの、「面と向かって言われたわけではないし、陰口だったかもしれないし、ひょっとしたら自分の空耳だったかもしれない、また、電車やアパートの中でどこからというのが特定できない」ということを認めます。

それから、他の人にも聞こえていたかどうかということですが、会社の人たちにそんなことを聞くわけにもいきません。それで、同じアパートにいてくれた母（同席面接している）に聞きますと、「全然聞こえていない」とのことです。

そこで筆者が〈そうすると、絶対確実に実際に聞こえたとは言えないのでは〉と言うと、「あんなにありありと聞こえたのでやはり実際に聞こえたと思う」と声の実在性を主張します。繰り返しますが、本人には「現聴」なのです。

ただ、〈他の人に、実際に聞こえたと言って信用してもらえるかしら〉と聞くと、「そこなんです。母にいくら言っても空耳だとか幻聴だと言って認めてくれないんです」と言います。

そこで、筆者は〈とりあえず、そこのところは置いとくとして、他者には「聞こえたという実感」だけではわかってもらえないのであまり言わないほうがいいね〉と言うと納得してもらいました。

その後、〈これはあくまで参考意見だけれど、人間不安になって、しかも疲れや眠れないのがひどくなったりすると、実際は心配だけの思いが声になる時、現実の声のようにありありと聞こえてくる時がありますが〉と参考意見程度に言っておきました。

また被害妄想ですが、これも悪口（幻聴）以外に根拠となるものがありません。本人にそれを言うと「確かに聞こえたとか嫌がられているとかといった不安だけで決めたかもわかりません」と認めました。

また、よく考えてみると「上司に評価されたり、頑張っているところもあった。でも不安がきて疲れてくると、悪いほうにしか考えられなくなった」と言います。

こうした話し合いが何度となく繰り返された結果、少しずつ、起こってきた体験に対する間接化（直接的体験、受動的体験を、離れて客観的に能動的に観察・識別・判断すること）能力が育ってきました。

その結果、徐々に「聞こえてきていると思ったけど、ひょっとしたら私の思い違いかもしれない」

とか「皆から悪く思われているといったのも思い込みかもしれない」「盗聴・盗撮も盗聴器や隠しカメラがあったわけでもないし、勘違いだと思う」「声の内容は、実は自分の不安の現れかもしれない」ということを認めだしました。ただ、「とても不思議、何故自分の心配が声になるのかしら」と言うので、〈人間は追い詰められたり混乱がひどくなると、自分の体験、例えば不安といったものを自分のものと思えず自分の外からの体験と思い込んでしまうことがあります〉と説明すると、首をかしげながら「そういうこともあるのかな」という感じで黙って聞いていました。

ただ、こうやって話し合いを続けていくうちに、「もうこうしたことは、早く忘れたい」「早く会社に復帰したい」と言うようになりました。

[解説5]

病的体験の整理のよいところは、それが理解できることで安心できること、自分に起きたことが人間だからこそ起きたことであるという人間としての連続性を回復できることです。患者は、しばしば自分が普通の人間から外れてしまったという脱落意識に取り込まれていますから、この脱却のためにも大事なことになります。それと共に今後の再発予防の心構えを明示してくれます。

それで彼女と共同探求した結果を要約すると以下のようになります。

①自分の不安だけで思い込んだ(印象感覚優位傾向)
②悪いほう悪いほうにだけ考えてしまった(単相傾向)
③一部分のみのことだけで決めてしまった。つまり、人が話しているということだけで自分の陰口

を言っていると決めつけた（部分の全体化）

④自分の心の内側（不安で危機的になっている）と外側を混同してしまい、自分で自分を追いつめているのに外側（他者）のせいした（内外の区別力の低下、投影傾向の増大とそれに振り回されたこと）

⑤体験の自己所属性の喪失としての幻聴体験（ただし、幻聴の声の内容が自分の心の内容だということにそんなに納得しているわけでもない。まだよくわかっていないのだろう。それに彼女は、まだ悪口が実際に言われていたと思っているところもある。いずれにせよ、患者の感ずる幻聴はあまりにも生々しく、それは正に現実感覚、いわゆる幻覚ではなくて「現覚」といってもいいぐらいである。本人にとっては幻聴ではなく、現聴、実聴と感じるのであろう。したがって治療者の考えている幻聴理論を押し付けてはならない）

ということで、少しは間接化能力が出てきて、自己の体験を見直しつつあるように見えるが、しっかりした内省にはまだまだである。ただ、この間接化・内省の作業は、統合失調症患者にかかわらず人間全般にとって必要な仕事である。

［抑うつ的になる（脱落意識とその脱却）］

会社に戻りたいと言っていた彼女ですが、段々自分の体験が見直されるにつれて憂うつ感がひどくなり、意欲がなくなってきました。

治療者が理由を聞くと、本人は「自分が病気だったのかどうか気になる」と聞いてきたので、〈それは当然として、どういう点で気になるのか〉と聞くと、「病気だったら自分は精神病、それも精神分裂病（当時は精神分裂病と呼ばれていた）ではないか」と聞いてきました。それを話し合っていると「高校の頃、保健の時間に精神分裂病（統合失調症）は治らない病気で最後は廃人になると聞いた」と言います。そして「私はもう廃人になるしかないのかしら。もう皆から人間扱いされないのかしら」と聞いてきたのです。

筆者は〈君の心配・不安はよくこちらに伝わってきました〉と返し、ざっと次のような説明をしました。

①精神科の病名というのは便宜的なもので、人間の弱点の積み重なりの結果に名前を付けただけに過ぎない。あなたの体験した、「感じだけで思い込んでしまう」「一部分だけで決めてしまう」「自分の心が見られなくなる。自分の内と外の区別がつかなくなる」「不安を周りのせいにする」「自分の思いが外からのように感じてしまう」という傾向は、追い詰められた人間に、特に出やすい。

「あなたは、初めて一人暮らしをし、しかも異郷の中で過ごし、また仕事の負担もあるということで、気が付かないうちに精神的に追い詰められていたから、よけいそうなったのだろう。」

②こうした弱点に取り込まれないように、過剰なストレスや不安に気を付けていき、不安定な感じがしたら、落ち着いて自分の心を見つめること、圧倒されたり、自分の手に余るようだと、他者や私（筆者、治療者）に相談したり、薬を飲んだり、休息をとるようにすればいい。

③廃人になるかどうかは、自分が健康な生活、適切な行動をとるようにすれば大丈夫。逆にあなた

でなくても人間一般は不適切な行動や不健康な生活を続ければ誰でも健康を害して、廃人的になるかもしれないので、これは気を付けていこう。

こうしたことをできるだけ、わかりやすく、じっくり説明しました。本人がどこまでわかったかは、明確ではありませんが、一応廃人になることはないとの安心感は得られたようです。

［発病の素因を巡って］

ただ、そうした話し合いの中で、彼女が「地方から都会に働きに来ている人は多いけど、何故私だけがこんな状態になったのかしら」という質問をしてきたので、次のように答えました。

①推測だが、あなたは少し他者より敏感というか、人の感じないところまで感じてしまう、見えないところまで見えてしまう、聞こえないところまで聞こえてしまうという敏感性が強いのかもしれない。これは才能の一つでもある。

②それにストレスに弱いところがあるかもしれない。冷静になって自分の心を見つめたり、周りの状況がどうなっているのか適切に判断したりする、内省や客観的思考がまだ少し足りないのかもしれない。また不安・恐怖といった直接体験を一歩離れたところで見るという間接化の力が弱いのかもしれない。

③これも推定だが、こういう内省・客観的思考・間接化が弱かったのは、今まで適切な対人関係にとぼしかったせいもあるかもしれない。いずれにせよ、こうした内省や冷静さは訓練によって高められる可能性があるから頑張ってみよう。例えば、一行でもいいから状態・行動記録などをつ

ける と内省が深まる。

どこまで理解できたかはわかりませんが、彼女はそれから状態記録を付け始め、その結果、結構自分の一週間の動きがわかったりしてよかった、ということでした。

いずれにせよ、こういう形で脱落意識・脱落恐怖・精神病恐怖・発狂恐怖・非人間扱われ恐怖（普通の人間とみなされず気違いと思われる恐怖）は減ったようです。

また、こうした話し合いをしているうちに、病名についてはあまり気にしなくなったので、特に統合失調症であるとも統合失調症でないとも告げませんでした。別に告げなくても治療には関係ないと思われたので、そうしましたが、もし彼女のほうから病名を気にした場合はまた話し合う予定にしています。

【解説6】

統合失調症患者に限りませんが、大変な体験、自分の理解を超える体験をした場合には、「自分は普通の人間ではなくなった」という脱落の恐怖にとらわれる方が多いことを、筆者は臨床で実感しています。それが統合失調症の暗い側面、「治りにくい」「末期には荒廃に陥る時もある」といったことに結びつき、その恐怖はさらに増大します。この恐怖は精神機能・客観的思考・間接化能力を減退させますので、病状は悪循環に陥ります。ですから治療の上では、この脱落意識への手当てが是非とも必要になるのです。

そのため、今までの症状・体験は、人間の弱点の積み重ね（人間であるからこそ起きたこと）であることを説明したり、将来はもちろん治る可能性はあるし、普通の人間として生活できることを伝えたわけですが、正直どのくらい理解されたかはわかりません。ただ、最低限、「私の体験は何か理由があるのかもしれない」「希望が持てるのかもしれない」ぐらいには思ってくれたと感じます。

この時、治療者側として気をつけねばならないのは、相手の状態や理解度を無視して一方的に自分の理論や主張を押し付けることです。それは厳に慎んで相手の波長に合わせつつ、相手が理解したかどうかを常に考えながら進む必要があります。

ですから、最初から発病の原因や症状の構造などを全部理解させる必要はありませんし、またそれは無理なことでもあります。本人が理解したと思ってもすぐにその理解が消えたり、また内省・客観的思考・間接化ができたとしてもすぐにそれが減退することはよくあることです。これは別に統合失調症体験のない人でもそうで、自省の習慣は絶えずつけておかねばならないのです。

【復職（社会復帰）に向けて】

表面的にせよ脱落の恐怖が減った彼女は、明るさが戻りうつ状態を脱しつつありました。本人は「復帰できるかしら」と言ったので、まず実家からもう一度前のアパートで独り暮らしできるかどうか試してみたら、と言うとそうしました。

家にこもっていると暗くなってしまうというので、体の回復もかねて、日中軽い散歩や水泳・水中歩行を勧めました。早速実行した彼女は体を動かすと気持ちがいいとのことでした。

それで、会社に戻れるかどうか話し合うと、まだ自信がないというので、とりあえず、会社の出勤時と同じ時刻に起きて出勤用の服に着替えそれなりのお化粧もし、毎日図書館に通うことを勧めたところ、それができ、これも自信になりました。

「会社の人たちにどう思われているかしら」ということをとても不安に思っていたので、会社にいる時一番信頼できる人は誰かと聞くと、直属の上司だということなので、〈一度会って話し合ってみたら〉と勧め、筆者も上司に添え書きの手紙を付けてあげました。

そこで、本人は思い切って上司に電話したところ、上司は喜んで会ってくれました。上司は「僕はもちろん、皆が早く戻ってくれるのを期待しているみたいだよ」と伝えます。本人は思い切って「私、変に思われてませんか」と聞くと「いや、君はまじめすぎて、仕事を頑張りすぎたので疲れが出たんじゃないか、と思っているみたいだよ。ぼくもそう思っているし」と言ってくれたので安心しました。

それでも心配なので、復帰前に会社に試験訪問をしたところ皆が暖かく迎えてくれ、試しに仕事も少しさせてもらえたので、これで少し自信を回復したようでした。

そして復職を決意しました。会社側はもちろんＯＫですが、どういう注意をしたらいいか聞いてきたので、筆者は〈彼女は頑張りすぎの傾向があるので負担をかけすぎないように。かといってあまり軽い仕事ばかりだと役に立っているのかしらと不安に思うので、その点のさじ加減をよろしく〉と伝えておきました。

［解説7］

このように社会復帰には十分な準備がいります。まず、①復職の意欲　②脱落意識からの脱却とう

つ状態の改善　③体作り　④規則正しい生活　⑤周りから受け入れられているという安心感　⑥仕事ができるという自信　⑦会社側からの配慮、ということですが、とりわけ大事なのは⑤でしょう。

【復帰後の安定と心配（微小再燃とその対策）】

復帰後、彼女は順調に仕事をこなしていきました。最初はびくびくしていたのですが、段々落ち着きを取り戻し、普段通りに過ごせるようになってきました。

一山越えたところで、疲れが出てきた時などに「私の悪口を言ってるんじゃないかしら」「私はおかしいと思われているのではないか」といった心配を訴えだしました。話し合ったところ、「そんなことはない。これは自分の思い込みだ」といくら言い聞かせても気になるとのことでした。「はっきりしないことは放っておくこと、いつも先生に言われていたようにしようと思っても放っておけない」というので、筆者は〈どちらかわからないことは放っておくという気持ちがあるだけで立派ですよ〉と言いながら、あまりに苦しい時のために抗不安剤のデパス〇・五ミリグラム、一錠を頓服としてあげておいたところ、それで落ち着いたとのことです。

【解説８】

このように症状がなくなり、元気になって社会生活ができるようになっても再発・再燃しやすいことがあります。最もこの初発・再発というのは、人間である以上避けられないものなので、Ｂさんだけに特別に多いというわけではありません。しかし統合失調症体験をした方はそうでない方に比べ、再発しやすいという冷厳な事実は深刻に謙虚に受け止めねばなりません。

今回の場合は、再発と言うよりさらに軽い再燃といったものですが、良かったことに彼女は、自分のほうからそれを訴え、さらに「はっきりしないことは放っておく」ということを理屈だけですがわかっている点です。

また薬は、今度は抗精神病薬のセレネースを増量するということをせずに、神経症や健康レベルの人の不安にも効く抗不安剤のデパスを少量処方し楽になりました。これは「自分は弱い点があるだけで他は普通なんだわ」という気持ちを高めることにつながりました。

[服薬と治療の継続を巡って]

復職後半年ぐらい経ち、落ち着いてきたころ、彼女から「先生、薬はいつまで飲まなければならないんですか?」という質問が出て来ました。以下、それを巡っての対話です。

治療者 〈その質問は大変いい問いです。さっそくそれを考えましょう。まず、最初薬は何故出したのでしょう〉

Bさん 「多分よく眠るためと、精神を落ち着かせるためだと思います」

治療者 〈そうですね。それであの時は薬は必要だったと思いますか〉

Bさん 「ええ、あの時は必要でした」

治療者 〈今はどうですか〉

Bさん 「それがわからないんです」

治療者　〈もし止めた場合の最良の結果と最悪の結果を予想できますか〉

Bさん　「……うーん。いい結果は、やめても何も起きずにこのままいくことかな。悪いほうは、また再発してしまって変な声が聞こえたり、眠れなくなったり、仕事や生活ができなくなることかしら」

治療者　〈うん。その通りだけど、もし軽い不安が起きたとき適当に休息を取ってしのいだり、その時に手持ちのデパスぐらいで不安が減ったり、不安に振り回されなくなったりしたらいいのでは〉

Bさん　「そんなにうまくいくかしら」

治療者　〈そうね。これはやってみないと厳密にはわからないですね〉

Bさん　「困ったわ。私、薬止めるのも不安だし、でもこのまま飲み続けていくと一生病院から離れられないし、いつまでも病人でいなければならないし」

治療者　〈あなたの気持ちはよくわかります。ただ、自分はもう治っているけれど、再発予防のために飲むんだということで七〇歳ぐらいまで飲み続けた方もいますが、どうですか〉

Bさん　「やっぱりそんなのいやです」

治療者　〈それじゃ、どうですか。少しずつ薬を減らしていって、あなたのストレスや不安が強くならないかどうか、そういうことがあっても早めに気付けるし、適切な対処ができるかどうか、やってみるのは。これは一つの実験ですが〉

Bさん　「ええ、お願いします」

治療者　〈安全にやるため、まず夕食後だけ服用しているセレネースを金曜の夕方のみ、一・五ミリ

グラムでなくて〇・七五ミリグラムにします。こういう形で少しずつ減薬します〉

Bさん　「わかりました」

ということで、休日の前だけ減薬したところ、何も変化はないということなので、一か月後には金曜だけでなく火曜の夜も〇・七五に減薬し、それでも異常なかったので、夕食後は一・五と〇・七五を一日おきで服薬したところ、別に変化はなかったので、ついに夕食後は皆〇・七五にしました。

これで、彼女はとても喜んで、副作用止めのアーテンを止める事にしましたが、これも問題はありませんでした。

それで今度は、服薬なしの日を作ろうということで金曜の夜だけ服薬しないでおいたのです。しかし、今度ばかりは少し問題が生じました。休薬日を設けてから一か月経つと、「何とはなしに底のほうで不安な感じがする。デパスを飲んでも鎮まらない」ということでした。

それでセレネース〇・七五ミリグラムを毎回夕食後に服用することにしたところ、落ち着いてきました。彼女はちょっぴり残念そうでしたが、減薬できたという喜びも大きかったようです。

彼女に聞くと「薬を早くなくしたい気持ちと、止めたら不安と言う気持ちが両方あった。今回、全部止められなくても減らせるだけでよかったし、薬の効き目も何となくわかった。飲んでいると確かに病人意識は持たされるけど、シートベルトや安全弁のような気もする」とのことでした。

［解説９］

良くなってくると、薬をいつまで続けるかが問題になってきます。Bさんのように患者さんから問いかけてくるほうが多いのですが、治療者側からそのことを持ち出す場合もあります。いずれにせよ、減薬、断薬に至るほうが患者にとっては嬉しいことですから、治療者はその作業が安全であるよう協力するのが普通です。減薬のためには通常、次の作業が必要です。

①患者が薬の作用を認識していること
②自分が薬が必要であったということを自覚していること
③薬がなくなった後どうなるかをある程度予測できること
④調子が悪くなったり、眠れなくなったりした時、すぐにそれに気付き適切な対応ができること。
　これは服薬だけではなく、休養、他者・治療者への相談なども含む

Bさんはこの四つをクリアーしたので、まず徐々に薬を減らしていきます。これを「(薬の) 漸減作戦」と筆者は呼んでいます。

どの程度まで減らせるか見ていったところ、毎食後セレネース〇・七五ミリグラムまで減らせました。

病気の自覚を持てている患者の多くは、薬を止めたい一方、止めるのを心配しています。治療者も同じです。だから絶えず話し合って適当な線を出していけばいいのでしょう。それからBさんは薬のことをシートベルトというような表現をしましたが、中井久夫の言うように一種の保険だと考えてもいいでしょう。

【結婚を巡って】

減薬問題が落ち着き、仕事にも慣れてきたBさんは、治療者の勧めでテニススクールへ通いだしました。治療者は体を動かすことでのストレス発散と趣味を持つことで自信を増せること、テニスのラリーが対人関係にいいのではと考えたからでしたが、彼女は予想以上に夢中になり、また減薬を開始したところ、今度はセレネースを一日おきに服用するところまで行きました。

それからもう一つよかったのはそこで三、四歳年上の男性と知り合い、交際を始めたことです。二人の仲は自然に深まり、結婚の話も出て来ました。

しかし、彼女は病気のことがあるので悩みはじめ、治療者に相談に来ました。彼女の心配は、主に結婚して大丈夫なのか、病気のことを彼に言うべきなのか、といったことでした。そこで、治療者は以下の話し合いをしました。

Bさんは、彼からプロポーズされているが、病気のことで心配ということで、

Bさん　「先生、こんな私でも結婚できるんでしょうか」

治療者　〈原則的にはできると思うけど、何が心配なの?〉

Bさん　「いや、結婚してまたおかしくならないかということです」

治療者　〈再発する可能性は、結婚して多くなるとは限りません。むしろ減るかもしれません。また結婚しないでいるほうが増えるといった場合もあるでしょう〉

Bさん　「彼に迷惑かけないかしら。再発して」

治療者　〈もし再発しかかったらどうしたらいいと思いますか〉

Bさん　「そりゃあ、薬飲んだり先生に相談したりといったことで乗り切れるかしら」
治療者　〈結婚と同じでわからないけど、今まで調子悪くなっても乗り越えてきたんじゃないですか〉
Bさん　「そうですね。やってみます」
治療者　〈後は何か心配ありませんか〉
Bさん　「ええ、自分の性格なんですけど、内気で引っ込み思案だし話下手だし、それに家事も手際よくやれないし、料理も下手だし、それに共稼ぎになると思うので、仕事と主婦を両方やれるか自信ないんです」
治療者　〈彼とそのこと相談する気になれる？〉
Bさん　「……そうでした。彼と相談したらいいんだわ。やってみます」

とのことで、早速彼に相談しました。すると彼は笑って「君のそういう生真面目で不器用なところが好きなんだ。変に口がうまくて上手に立ち回る人より、君のように内向的で誠実な人がいいんだ。僕もそういうところあるし。それと共稼ぎするから、僕も家事を手伝うよ」という返事で安心したとのことです。

実際、彼はＢさんのアパートに来て、見事な料理を作り、これはいたく彼女を喜ばせました。

【解説10】

多くの統合失調症患者は、自分は結婚できないんだと思い込んだり、結婚できるのかしら、という不安を持っています。

結婚してうまくやっていけるかどうかは、統合失調症にかかったことのない人（いわゆる健常者）でもはっきりしないことで、一つの大きな賭けであり決断です。

ただ、統合失調症患者の人は、よりストレスに弱い点があるので、できる限りその相談に乗ってあげ、なるべく患者に考えるようにさせ、患者が決断できるように助けてあげるべきです。

この点、Bさんは幸運で良き彼に恵まれたといえそうです。

［病気を伝えるべきかどうか］

これで一段落かと思ったら、今度は「彼に病気のことを伝えるべきかどうか」という悩みが生じました。考えてみれば、統合失調症患者にとっては、これが一番の問題とも言えるもので悩むのは当たり前です。そこでの話し合いは、

Bさん　「彼に病気のことを言うべきかどうか心配なんです」

治療者　〈それは心配して当然ですね。これは相当大事な問題だから順序よく考えていきましょう。まず病気のこと伝えるってどう伝えるの〉

Bさん　「うーん。そう言われたら、何を伝えたらいいのかしら。……やはり二年前病気のような状態、というか変になったことと、今通院していて薬飲んでいること」

治療者　〈それ彼に伝えたらどうなると思う〉

Bさん　「それがわからないから怖いんです」

治療者　〈一般に重大な秘密を打ち明ける時には、①相手が熱心にそれを聞いてくれ、理解してくれ

るかどうか　②打ち明けた秘密を守ってくれるかどうか　③打ち明けた秘密を相手が自分のプラスになるように使ってくれるかどうかの三つがポイントになると思うけど、どう〉

Bさん　「それはわかるんですけど、彼はちゃんと理解してくれるかしら」

治療者　〈何をどう理解してほしいの〉

Bさん　「うーん、いろいろあるけど、私が心配性でストレスに弱いこと、それでストレスが大きくならないように、またストレスに圧倒されないように薬を飲んでいるということかしら。これ先生に教えてもらったことだけどうまく言えるかしら」

治療者　〈言った場合の最良の結果と最悪の結果予想できる？〉

Bさん　「良いほうは、彼が理解してくれて、『そんなことぐらい大丈夫だよ』と言ってくれること、悪いほうは『そうか、そんな病気を持っていたのか。少し考えさせてくれ』と言われ、結婚を断られること」

治療者　〈じゃ言わなかった場合の最良の結果と最悪の結果は？〉

Bさん　「最良の結果は、薬を飲んでいることも通院していることも気付かれず、また再発せず、しばらくして薬も通院も不要になる、ということです。でも、そんな自信ありません。ばれたとき『何で今まで隠していたんだ』と言われたら、どうしようかしら」

治療者　〈その時は、『あなたによけいな心配かけたくなかったの』とでも言えばいいのでは〉

Bさん　「そんなにうまく言えるかしら。そして許してくれるかしら。先生、それじゃ言わないほうがいいんでしょうか」

治療者　〈そんなに早決めしないでください。僕の言いたいのは、打ち明けるのもプラスとマイナスがあるし、秘密を守るのもプラスとマイナスがあるということで、どちらを選ぶかはまさにあなたの選択・決断だということです。そして大事なのは、どれかの決断をして悪い結果が出て後悔したとしても、自分はこの決断をした、決断をしただけでも良かったと思え、つらい気持ちを持ちながら適切な行動ができ、不適切な行動を控えられるかということです。どうですか、長い話になったけど〉

Bさん　「先生の話はよくわかりますが、でもどちらを選んでいいかわかりません」

治療者　〈そうね。これは人生の中で一番大事な問題のひとつだから、慎重に考えることが大事ですね。それに打ち明けるにしても、まずは自分は気が小さいので眠れなくなったりして薬を飲んだことがある、とまず言って相手の反応を見て、その反応が良かったら時々今も飲んでいるという風に段階を踏んで打ち明けるのも一つの手ですね〉

Bさん　「そんな風にやれるかどうか自信ないですけど、少し考えてみます」

という対話を交わした後、彼女はとても隠しおおせるものではないと考え、こわごわ告白していきました。そうすると彼のほうは「君のことだから、そういうこともあると思っていたから心配ないよ」「それとよく打ち明けてくれた、良かった」と言ってくれて一安心しました。

ただ、彼が「一度、君の主治医（筆者）に会って説明を聞いておきたいけど、どうかな」と言ったので、Bさんはとても心配になりましたが、筆者が〈大丈夫、必要なことしか言いませんから〉と安心させておきました。

筆者が彼と会って聞きたいことを伺うと、「彼女にどう接したらいいか」という一般的なことだったので、〈普通の対応でいいですが、ややストレスに弱い点があるので、それに注意して話すこと。なるべく穏やかで相手の気持ちを傷つけないよう配慮すればいいです〉と答えておくと、彼のほうは「僕の思っていた通りだ。良かった」ということで終わりました。

【解説11】

結婚に際してさらに重要なことは、相手に病気のことを伝えるほうがいいかどうかといったことです。これは未だに議論があってあまり明確な結論は出ていませんが、筆者の立場では、こういう重大なことを利用して、一段と治療的に成長することを目標にします。

それゆえ、何を伝えるのか、伝える場合伝えない場合の予想、プラスとマイナスなどを患者に考えさせます。患者さんだけに考えさせるのはしんどいことなので、時々手助けを入れたりして患者が考えを進めるのを援助します。そして決断の結果よりも、決断の行為そのものの重要性を説きます。

Bさんはその結果、打ち明けるほうを選びうまくいったようです。多くの治療者が結婚の際には相手に病気のことを伝えたほうがいいとの意見で、彼女もそれでよかったわけですが、いつもそうなるとは限りません。

打ち明けた結果、結婚が破談になったり、逆に最後までわからないで隠し通した人もいたりして、人それぞれです。また、最近は統合失調症への理解が進んでいるせいか、病名を告げても結婚に至るケースもあります。

［妊娠・出産・育児について］

このようにうまくいったので、Bさんは結婚しました。新婚生活はまあまあ楽しく、約束通り家事も手伝ってくれて一安心でした。

そうすると、今度は子供のことです。彼は子供好きなので、妊娠を望むのですが、Bさんのほうはひどく心配です。その心配をまとめると、①自分の病気が遺伝するのではないかということ、②薬を飲んでいるが赤ちゃんに異常が起きないかということです。

これに関しては、統合失調症の遺伝についてはまだはっきりしていないし、環境要因も大きいのだから、子育ての時になるべく発症しないように（といっても当たり前に暖かく接触を密にすると共に自立を尊重し、コミュニケーションをよくするといったことですが）気を付ける、妊娠中は健康に留意するといったことを言っておきました。それと統合失調症は人間であれば全員が遺伝子を持っているということも強調しておきました。

薬に関しては、確かにセレネース（ハロペリドール）は、全く薬を飲んでいない場合の奇形率（三%前後）に比べ、ほんの少し上がる（推定四～五%）ぐらいだからそう心配しなくてもいいが、添付文書には、妊娠中は投与しないことと書いてあるから、医師としては勧められない。

ただ、デパスに関しては、妊娠中の投与の有益性（不眠、食欲不振、不穏などに効果がある）が危険性（確証されていない）を上回る場合は投与してもいい、となっているので、心配になったらデパスを服用するのもいい。

医師としては情報を挙げるだけで、決めるのはやはりあなただと言っておきました。それと、もう一つ大事なことは、こうしたことをご主人と共有しておくべきだとも伝えました。

彼女が夫に伝えたところ、「大丈夫。仮に奇形の子が生まれても一生懸命育てる。それに親や親戚からとやかく言われても僕が守ってあげる」と力強く言ってくれて、すごく安心したとのことでした。

この後、彼女は妊娠し、それでセレネースを止めました。ただ、妊娠中、眠れないときがあったので時々デパスを服用していました。

そして、無事、健全な赤ちゃんを出産しました。Bさんが育児について心配したので、実家やその他の人の助けを借りるほうがいいと助言しました。その結果、母親に手伝ってもらいながら育児を続けました。赤ちゃんはその後ほとんど問題なく育っていきました。

［解説12］

女性にとって妊娠は一大事ですが、統合失調症を体験した人にとってそれはなおさらだといえます。

一番心配なのはやはり遺伝と薬のようです。この辺については未だ不明のことが多いので、できるだけ大事なことのみを伝えておきました。特に統合失調症になる遺伝子は全員が持っている、正確にいえば統合失調症的反応を人間であれば誰でも起こす可能性があるということですが、これが彼女を安心させたようです。

薬の件もいろいろな報告があってはっきりしないのですが、やはり情報だけ与えて選択は彼女に任せました。

妊娠・出産・育児に関しては特に周囲の協力が不可欠で、この点、夫や実母が協力してくれたのは大きかったです。出産後は産後うつ病や育児ノイローゼになる人が多いのに、Bさんは周囲の支えもあって大丈夫でした。

【子供の成長・成人と、現在の状態】

育児をしている時は、まだ心配もいろいろあったので、セレネース○・七五ミリグラムを一日おきに服用しましたが、そのうち段々減薬し、一週間に一回になってきました。

ただ、子供が幼稚園や小学校に入学した後、子供の同級生のお母さん方との付き合いが大変だった（被害妄想的になった）ようで、その時はデパスを服用したり、相談に乗ったりしてなんとかやり過ごしました。

その後もいろいろあったのですが、娘も専門学校を卒業し社会人になってほっとしているところです。主人の父が認知症がかかっているので、その介護を誰がするかなど気がかりな点は多いのですが、まあまあ今のところは何とかやっています。

今は、一年に一回通院するぐらいで、その時薬をもらい、セレネース○・七五ミリグラムは月一回服用で（そのほうが安心とのことです）、デパスは不眠・不安・憂うつの時に服用（一週に一回程度）するぐらいになっています。

つい最近会った本人は「本当にいろいろなことがあった人生でした。大阪へ出てきて病気になったとき『生まれてこなければよかった』『ここまで生きてきたのが失敗だった』と思ったけど、今は、生まれてきてよかった、ここまで生きてきて、いい主人と娘に恵まれて本当に良かった」と述懐されていたのが印象的でした。

【解説13】

二五年も経っていまだ通院を続けているのは不思議と思うかもしれませんが、統合失調症患者にとっては必要なことのようです。一年に一回という負担にならない通院、一か月に一回ぐらいの病人意識を持たせない服薬と、治療者との安心できる関係の維持が重要なようです。

さて、ここまで発病以来二五年の経過を述べましたが、この例はかなり好運に恵まれているといえます。特に良き母親と上司、それに良い夫を持てたことが大きいでしょう。

筆者は、統合失調症に限らず病気が治るかどうかは運と縁によると思っています。その意味で、彼女は、頑張って良運・良縁を引き寄せたと言えそうです。そして治療者の役目はそうした彼女の良き動きを邪魔しないことなのでしょう。

(2) 初期の治療の要点（まずなすべきこと）

統合失調症の治療は、事例Aや事例Bのようになかなかうまくいくものではありません。治療の行く手には大きな困難が多種多様に待ち受けており、それは千変万化に変化するのでとてもマニュアル的なことは言えないのですが、それでも基本的なことだけ述べておきます。

大変なことばかりを強調しましたが、事例Bよりも激しい幻覚妄想状態に陥りながら、たった三か月の治療で改善し、その後、服薬も治療もなしで再発もなく無事に四〇年来ている方もおられます。

要は、個々の事例に応じて必要なこと、できること、有益なことをしていけばいいのでしょう。くれぐれもできないことや有害になりそうなことは慎みましょう。

ⓐ 傾聴、理解（ストーリーを読むこと）

① 治療関係の確立（共同作業の基礎）

傾聴は、どんな心の病でも大事なことですが、統合失調症でも例外ではありません。話にまとまりがなくても、荒唐無稽だと思っても、まずは聞くことです。それは治療関係・信頼関係の確立のための基本です。

統合失調症に限らず、どんな心の病でも、治療者との信頼関係が治療の基本になります。信頼関係は、本人との共同作業を可能にします。

ほとんどの病気は、本人と治療者が協力しあって、本人の自己治癒力を引き出していき、治療妨害要因を排除・修正していくことで進んでいきます。これは統合失調症の場合、特に言えることです。

ところが、統合失調症では種々の事情があって、この治療関係の確立が難しいことが多いのです。統合失調症の方はいろいろな理由のために人に受け入れられたり人に理解してもらった体験が少ない方が多いようです。また他者を信頼できず、人間一般に恐れを持っている方が多いようです。

ですから、治療者が自分の話を一生懸命聞いてくれると、少しは警戒感がとれ、受け入れられた感じになり、信頼関係確立の芽になっていくのです。

②相手を思いやること

聞くときは、常に患者の気持ちを配慮して聞きましょう。特に自分の意志ではなく精神科に連れて来られた場合、怯えているかもしれないし、腹を立てているかもしれないし、「これから何が始まるのか」とピリピリしているかもしれません。

ですから、怖がって口がきけないような場合は、事例Ｂの場合のように〈怖いの？〉と声掛けしたり、また連れて来られて怒っていそうな人には〈腹が立つのかな〉といった思いやりの声掛けが必要です。このように相手の立場に立って気遣うことは、初期だけではなく治療中一貫して持っておいたほうがいい態度です。

③質問は柔らかく（ふわり質問、羽衣質問[14]の必要性）

統合失調症の患者は、自分の体験や自分のことをいつもしゃべれるとは限りません。そんな時は、〈話しかけてもいいかな、黙っているほうがいいかな〉など時折声をかけてあげる必要があります。決して、無理やり口を開かそうとはしないほうがいいです。それから、横にいる家族に聞くときも本人に断ってから聞くのがいいでしょう。

話をしてくれる患者でも、支離滅裂で時系列に沿わないので理解しにくい時があります。この時、そのまま聞き続けるか、介入していくか難しいですが、介入して話がまとまり患者も自分の言いたいことが言えて良かったという予想が成り立つ時には、「そこはこういうことですか」と治療者が要約した内容を、ふわりと投げかけて相手の様子を見ます。そうして本人が「そうです。そうです」となったら一歩前進です。うまくいかなくてもこれはそんなに害はありません。

もう少し背後の事情や原因を知ったほうが相手のためにもいいと思った場合は「そのことについて何か浮かんでくるかな？」とか「その原因について何か浮かぶかな。口で言うって結構難しいから言えなくてもいいけど」といった、患者の心をそっと薄絹でなでるような羽衣質問が有効で危険は少ないです。

患者からは「前の治療者は聞いているだけで何もしてくれなかった。先生のように質問してくれるほうが自分のことがよくわかっていい」とよく言われます。

ただ、注意しておきますが、相手の答えられないような難しい質問はいけませんし、長い文は避けるほうがいいでしょう。なるべく小さく低くゆっくり穏やかに問いかけるほうがいいです。初期の混乱した頃は、治療者の言葉の内容より、語感や語調のほうに反応しやすいでしょうから。

もう一つ大事なことは、こちらが質問しても答えを求めないことです。質問は、問題点を明確にするという治療上大事な側面がありますが、一方で相手に「答えねば」という負担を負わせることにもなります。この負担を軽減するためにも〈無理に答えなくてもいいけど、言えそうなら教えてくれるかな〉というぐらいの接近がいいでしょう。細かいことですが、こういう繊細な作業の積み重ねが統合失調症治療という大事業に結びつくのです。

④聞いたほうがいい内容

聞くときは、他の病気の患者に対してと同じく、①来院の事情　②病歴　③治療歴、薬歴　④治療者に求めるもの　⑤成育歴　⑥家族歴　⑦毎日の生活模様・暮らしぶり　⑧対人関係　⑨身体の状態、身体病の有無　⑩精神科受診・治療に対する抵抗・恐怖の有無といったことが主になります。もし、家族の方が同席していたら家族の方の疑問・不安・要望も聞いておくといいでしょう。

ここで、大事なのは治療歴です。筆者が受け持った今までの統合失調症患者の九割以上は別のところで治療を受けてきた人たちです。だから治療歴を持っているわけです。過去の治療者とのやりとりは今後の治療にとって大いに参考になります。特に治療中断の理由などがわかれば、その中断原因を通して、その患者の治療上の困難点がわかり、また困難点がわかることで、一番核心の問題点がわかることがあるのです。

それから、精神科恐怖・抵抗は、いつも聞かなくてもいいですが、もしそういう感じが少しでもしたらそれを明確にしておくほうがいいでしょう。治療拒否・治療抵抗についての対策はまた別のところで述べます。

⑤ストーリーを読むことの大切さ（物語の再構成と神話の発見）

聞くときのポイントは、「何故この時期に」「何故この人に」「何故このような問題・症状」が発生したかを考えながら聞くことです。いわゆる土居[15]が強調しているような、「その人なりのストーリー」を読みながら聞いていくのが大切です。そのためにも時系列に沿いながら、その人のこれまでの歩みを年表を作成するように聞くのもいいでしょう。

患者の話が物語化されるということは、患者の話や生き方に意味が出てくるし、それだけで人間としての連続性の回復につながるし、患者にも治療者にも記憶が残りやすいですから、この物語の再構成、さらに言えばその背後に隠れている神話まで見えてくるともっと治療的になるかもしれません。

⑥全てを明らかにするのは無理

ただし、統合失調症では様々な困難のために初回面接だけで、①～⑩のことはなかなか明らかにならず、またストーリーも読めないことが多いので、あまり初回で無理をしないことです。せめて初回でわかったこと、今後探っていきたいこと、確かめたいことの区別らしきものがわかるだけでいいとしましょう。全貌的理解が理想ですが、それは目標ということで、一歩一歩、進んでいくことが大切です。

ⓑ目標の共有

次に、相手の話を聞きながら共有点・一致点を見つけられるかどうかがポイントになります。特に治療目標が重要です。

例えば「不眠の改善」「不安の軽減」「気力の増大」「感情のコントロール」「普通の生活の回復」「性格の改善」といろいろあるでしょうが、統合失調症治療の場合はこれが難しいことがあります。

例えば、連れて来られた人が「俺はこんなところに来たくない。俺は病気じゃない」と言った場合、〈では病気扱いされないようにすることを目標にしましょうか〉ということで話が合う場合がありま す。

いずれにせよ、治療者と患者が共有できるものを探す必要があります。治療は、波長合わせ(14)と共同作業が基本になるからです。

これを阻む困難・抵抗・恐怖などとその対策については別項で述べます。

ⓒ 説明と同意

インフォームド・コンセントは、統合失調症患者にあっては特に重要です。①現在の病状や問題点②その原因（仮説にしか過ぎないが）③治療の必要性　④治療目標　⑤治療方法としての通院または入院の提示　⑥薬物療法の施行（必要であれば）⑦生活指導　⑧将来の見通し（予後）等を説明するのが理想的です。

もちろん、こうしたことが初期の間にすぐわかり、説明できるわけでもないし、また本人の状態を見ながら説明を工夫しないと治療的に悪い場合もあります。したがって、①から⑧までの説明は、一つの目標であってすぐに実現しないと駄目というものではありません。

しかし、治療関係を維持するための最低限の項目（特に①、③、⑤、⑥等）は早期に説明しておくことが肝要です。

ただ、説明しても、本人がそれを理解できなかったり、同意しないことがあります。これは、治療抵抗である可能性が高いので、無理やり同意させることはせず、説明のどこがわからないのか、何故同意できないのか聞いていくことが大切です。そうすることで、抵抗の解決と新しい発見が可能になるかもしれません。

なかなか話し合いにならなかった場合には、家族に対して（もちろん本人も同席させて）上記の説明を行い、同意をもらっておくことが大事です。説明と同意というのは、治療契約のようなもので、これが出発点になります。本人との間でそれが難しい場合は、家族との間で契約を結ぶことが必要です。

ⓓ役立つ診断とは？（見通しや治療計画の重要性）

患者の話を聞きながら、治療者は次のことを探り考える必要があります。その人の自己治癒力、健康性がどうしたら開発され、治療妨害要因をいかに避け排除でき、その人ができるだけ生きやすくなるかを見立てるのです。ただ見立てといっても、単に病名を付けて薬を出して終わりと言ったものではありません。

「大事なのは治療であって診断と言うレッテル張りではない」と言われる方がいますが、正しく適切な治療のためには正しく役に立つ見立て診断が必要なのです。もちろん、「幻聴を聞いたら統合失調症と断定し、薬だけ出しておしまい」といった診断は有害です。こんな有害な診断ならないほうがいいかもしれません。

では、筆者の考えている「治療に役立つ診断」を述べます。診断と言うとすぐ病名や状態像や症状や自我の脆弱性といったことが浮かびますが、筆者はそれを踏まえながら、なるべく患者の肯定面、自己治癒力、健康力といった良い面もみていこうと考えています。

①当面の状態（幻覚妄想状態、精神運動興奮状態、拒絶状態、持続的妄想状態、昏迷状態、意欲低下状態、解離状態など）がどうなっているか？
②自分の状態に対する内省力・客観的思考・間接化能力はどのくらいあるか？
③話のまとまりのなさと、逆にまとめて表現する力の見立て
④治療意欲はどのくらいあるか？
⑤治療への抵抗・恐怖・疑問はどの程度か？（その克服はどの程度可能か、偏見はどのくらい強い

か?)
⑥緊急性はどの程度か?
⑦外来治療か入院治療か、どちらが適切か?
⑧服薬に同意しそうかどうか?(服薬拒否の場合どうするか)
⑨話し合い・相互性の能力はどの程度か? ない場合、その原因は? どの程度回復しそうか?
その手立ては?
⑩幻聴、妄想の改善程度は?
⑪幻聴・妄想体験の見直し能力は? 幻聴・妄想にどれぐらい振り回されないでいられるか?
⑫再発の可能性は?
⑬治療関係維持能力は? 中断の可能性とその対策は?
⑭陰性症状(意欲低下、自閉、認知機能低下、実行機能低下、社会性機能低下など)の程度は?
⑮総合的見通しは?(最良の経過と最悪の経過は?)(最悪の経過を防ぐ適切な対応は?)
その対策は?
⑯家族の状況は?(その治療促進要因と治療妨害要因の程度は)
⑰本人の対人関係状況(どの程度治療のプラスになるか? 逆にマイナスは?)
⑱本人の趣味・好きなもの・得意なもの・自信の持てるものは?
⑲本人の居場所は? 本人にとってのやすらぎ・幸せとは?
⑳自殺の可能性とそれを防ぐ手立ては?

㉑利用できる社会資源能力は？
㉒治療者の治療能力は？　治療者を支える周囲の状況（スーパーヴァイザー、仲間、先輩）は？
　治療者の精神衛生は？　治療者の治療意欲は？
㉓就職・復職、結婚・出産・育児といった場合の問題点とその対策は？

　まだまだありますが、要するになるべく本人の現実を厳しく正確に踏まえた上で、治療の可能性を最大限に探っていく、また「生きやすく」なり「生きづらさ」をどの程度減らせるかに腐心していくといったことが大事です。

　診断は単なるレッテル貼りではなくて、常に次の治療計画に結びつくことが重要です。一番大切な診断は「次にどうするのが適切でどうすることが不適切なのか？」を探っていくことであり、そこにおいてこそ診断と治療は一体のものといえるでしょう。

　診断は固定的なものではなく、流動的なものです。絶えず正しく適切な見立てをしているかどうかを自省しておく必要があるでしょう。また診断は、治療者との関係で本人の症状が変化する場合もあるので、厳密に言えば「治療者との合作」となるでしょう。

3　治療上の困難とその対策

治療を進めて行く上では、実際は困難や問題点に出会ったり、せっかく良くなっても再発したりすることが多いものです。そうしたことにどう対応するかを、以下にできるだけ具体的に述べていきます。

ⓐ連れて来られた患者に対して

本来治療は、患者が自分の意志で治療者に求めるのが原則ですが、統合失調症では家族や関係者に連れて来られることも多いのです。

こうした患者は、自覚と治療意欲に欠けているだけではなく、事例Bのように精神科に対して拒絶感や恐怖感を持っていることが多いものです。こういう場合には、彼等の怒りや恐怖を思いやると同時に、家族の受診させたい理由を彼等に示して話し合いを深める努力をするといいようです。

ⓑ話が理解しにくい場合

自分から受診した患者は、そうでない場合に比べてやりやすいようにみえます。しかし、その場合でも、訴えや話にまとまりがなく、不明確で、また往々にして現実離れしていることが多いものです。

こんな時には、神経症圏の患者に対してやるような非指示的傾聴態度よりも（それはそれで重要ですが）、もっと積極的に明確化の質問（例えば「ここへは何を求めて来られましたか」とか「一番困っていることをあげてください」とか、患者のまとまりのない話を治療者なりにまとめあげて「ここはこういうことですか」と聞いたりすること）をしたり、治療者が話の整理をつけていくといった能動的働きかけが必要です。治療に入るかどうか迷っている時は、その迷いを尊重しながらも、はっきり治療者の意見を言って、少し指示的にリードしたほうがいいように思われます。

また本人だけの話でははっきりしない場合もあるので、家族の話も積極的に聞いたほうがいいでしょう。家族の話が本人の話と食い違った場合、家族の話だけを正しいとは考えず、むしろ何故そのずれが起きるのかを考えていくほうが建設的です。

ⓒ 妄想を訴える患者に対して

病者には、事例Bのように確信に満ちた被害妄想を訴え「自分は病気ではないから、治療の必要はない」と主張する人が多いものです。このような時は、①まず訴えを十分に聞き ②さらにそう思う根拠も聞く ③（被害を受けたりしていることの決定的証拠がないことを確認しながら）妄想の事実性に関しては肯定も否定もせずに、妄想に伴う苦しさや恐怖や疲れに共感する（例えば「盗聴されたり、隠しカメラで監視されたりしているとすれば、怖くておちおち眠れませんよね」とか「悪口を流されたり、何か企まれたりしてるとすれば、つらいでしょうし、腹が立ってしょうがないでしょうね」といった形で）④さらに、自分の訴えを周り（家族）にわかってもらえず、病気扱いされていたことへのつらさに共感する　⑤その上で、この「迫害状況」に対してどうするか検討する。患者の中には警察や弁護士に訴えるという人もいるが、最終的には「被害を受けている可能性はあるが、決定的証拠が見つかるまで、放っておくよりしょうがない」という結論に達する　⑥その後「これを放っておけるかどうか」「放っておいて、日常生活ができるし、心のやすらぎが得られているか」を聞き、それが難しかったり、相当疲れているようだと、安定剤の提案（被害を受けていても、気になることを放っておくことを助け、疲れを取り、この事態に対して冷静に考えさせてくれる薬という形で患者に言う）をして、様子を見る。

このように治療者も共に迫害状況に対して、有効な手立てを考えているうちに、患者は自分の考えの一方性に気付く、といった順序で働きかけを行うことが望ましいように思われます。

ⓓ本人が受診しない場合

本人が受診せず、家族だけが来院するケースは、統合失調症患者の場合かなり多いものです。家族だけが来た場合は、まず家族の話を十分に聞き、その苦境や困惑に共感することで、家族との信頼関係の確立を目指します。

続いて、本人を連れて来られるかどうか、連れて来られないとしたら、どういう事情かを聞くようにし、そのつらさを汲もうとします。その上で、入院を考えなければならないような緊急事態でない限り、家族だけにまず通ってもらうようにします。

決して「本人が来ない限りどうにもなりませんね」といった突き放すようなことは言わないことで

す。家族は連れて来たくても来られない事情があるのです。そんなことを言う医師は、本人がやってきてもだめなことが多いようです。

本人を連れて来られないのは、自覚や治療意欲のなさ、病気と見做されることへの恐怖や拒否、精神科に対する恐怖感や拒否感といったものが主要原因だと思われますが、それ以外に問題点を家族と本人が話し合えない事にもあると思われます。これは本人と家族の関係が相当悪化しているためでしょう。

したがって、本人に自覚を持たせ、病院に来てもらうためには、まず家族が本人との関係を回復できるよう援助することが重要になってきます。治療者は家族と共に、本人の歴史、病状、病気の背景、本人と家族の関係及びその歴史といったことについて、詳細を明らかにしていくことが必要になります。うまくいけば、このようなことをしているうちに家族の気持ちが落ち着いてきて、また本人に対する理解が深まるということもあって、本人に対して適切な接し方ができるようになる時もあります。そうなると関係が回復しはじめて、本人を病院に連れて来られるようになる時があるのです。

しかし、そのようにいかない場合には、事態の悪化に気を付けながら、家族面接を続けていくことになります。面接の話題の焦点は、本人の病状と、本人との関係といったことが中心になることが多いです。場合によっては、家族に本人との会話を記録させ、それを見ながら家族を指導することもあります。

こうするうちに、徐々に家族も変化し、最初はとても来そうにないと思っていた本人が来るようになることが多いものです。肝心なのは粘りです。大変な例になると、家族が来て、五年目にしてようやく本人が来院したという例もあります（ただ家族との間では秘密を作らないほうがいいので、あらかじめ「本人が来たら今話し合っていることは言うかもしれませんのでそれは了解しておいて下さい」と言っておくことが重要です）。

家族面接を続けているだけではなかなか改善しない、むしろ悪化するという場合には、入院、往診、訪問（保健所に協力してもらう）といったことや、強引にでもいいから連れて来る方法を考えたりといったことも必要になって来ます。粘りだとか忍耐だとか言って、時機を逸してはなりません。

4　種々の場合（まとまりのなさ、妄想、幻聴等）の治療

(1) 訴えや話にまとまりがない場合

以下に、難しい場合の対応を対話形式でまとめてみました。先の内容と重複するかもしれませんが大事なことなので、さらに一層理解を深めてください。

ⓐ 治療者の介入の仕方

「統合失調症患者の場合、話がよくわからないことがしばしばあります。大変困るのですが、こん

なときはどうすればいいですか？」

〈これには本当に困らされますね。自分から受診した患者さんで、これは自覚があるからやりやすいなと一見感じる時がありますが、そんな場合でも、訴えや話にまとまりがなく、内容が不明確で、また往々にして現実離れしていることが多く、聞きづらい時がありますね。これは、思考滅裂や一次過程思考(16)（本能衝動に密接した原始的・非合理的な思考で、矛盾が併存し、条件や限定接続詞がなく時間観念もない）が優勢になっているせいとも言えるし、内省・客観的思考・間接化の能力低下なのでしょうね。元々そういう能力が未発達と言えるかもしれません。いずれにせよ、これは主体が圧倒されたときの一つの姿ですね。

こんな時には、ただただじっと聞き入るといったような非指示的傾聴態度よりも（それはそれで重要な時もあるのですが）、もっと積極的に明確化の質問（例えば『ここへは何を求めて来られましたか』とか『一番困っていることを挙げてください』とか、患者のまとまりのない話を治療者なりにまとめあげて『ここはこういうことですか』と聞いたりすること）をしたり、治療者が話の整理をつけていくといった能動的働きかけが必要です〉

「話の整理のつけ方について、もう少し詳しく教えてください」

〈例えば患者さんは、しばしば主語や目的語をはっきりさせずに話し続ける時がありますから、そんな時には絶えず『誰がそうしたんですか？』とか『誰にそうしたんですか？』等と聞いてあげ、理解可能な話になるよう助ける必要があります。

また時間や場所についても不明確になるときがありますから、これも『いつ、どこで？』と聞いてあげることが大事です。

さらには話を最後まで言わずに次に移ろうとする傾向もありますので、これも話の完結をつけさせてあげることが重要です。

また、こういった整理、明確化をしてもあまり効果がない場合、時々筆者は『あなたは誰に向かって話をしてるんですか』とか『私（治療者）に向かって話していることをわかっていますか』とか『あなたは相手（この場合は治療者）にわかるように話をしようとしていますか』という形で、注意を促す時もあります〉

ⓑ介入・明確化の意義

「話を止めてしまうと患者さんの気分を悪くさせるのではと心配しますが、こういう風に明確化したり整理させることの意義はどこにあるのでしょうか？」

〈患者の話をわからないまま聞くのは危険度が高いのです。わからないまま聞いていると、患者のほうは、自分の言ったことは治療者が全部わかってくれたと思い、ずれが生じやすいのです。さらには患者の幻想（特に治療者に対する精神病的転移空想）がどんどん強まり、現実的な治療関係からはずれていく危険性もあります。

患者さんが気分を害するかどうかは難しいところです。患者さんの中には、まとまりのない話をしている時は混乱していることが多いので、治療者の助けによって話がまとまってくると、自分の混乱も鎮まって良かった、という人もいます。

さらには、整理をつけることでやっと人（この場合は治療者）に話をわかってもらえたという喜びを感じられる場合があるのです。まとまりない話になっているときは、患者さんもどこかで話をわかってもらえなくてつらいと思っていることが多いですから。

また、まとまりをつけるために随時話を止めることで、自己コントロールの効かない患者さんが、コントロール力をつけていくのを助けられる場合があるのです。だから、患者さんの中には、『よく話を止めてくれた。自分では止めようと感じても止められなかった』と言う方もおられます〉

「よくわかりましたが、中には話を止めないでほしいという患者さんもおられるでしょ？」

〈ええ、おられますね。少ないですが〉

「そんな時はどうされるんですか？」

〈まずは、『お気持ちはよくわかりますが、私としては、せっかくのあなたの貴重な話を理解したいので、わかないところを質問させていただくのですがだめでしょうか』と言ったりしますね〉

「それでもいいと言ったら？」

〈あまり、そんな例は記憶にないですが、もしそう言ったら『私（治療者）が全然理解しなくても、あなたの役にたつんですか？』と聞くでしょうね〉

「わかりました、いずれにしても、理解できないような話をそのままにしてはいけないということですね？」

〈当たり前です。遊びで聞いているわけではなく責任を持って聞いているわけですから。それと、できるだけ、人にわかるような話をする習慣をつけておくのは、今後の治療の重大な基礎になります。

ただ、あまり介入しすぎて相手が怒りだしたり、喧嘩のような状態になるのは避けたほうがいいでしょうね。いずれにしてもほどほどが大事です。それと主語や目的語を明確にしようとしてもついて来られない患者がいます。患者さんは述語優位になっていることが多いのです。その場合はそれに波長を合わせて、こちらも述語的に対応すると信頼感や安心感が増す場合があります〉

(2) 妄想の治療について

ⓐ 妄想に対する原則的接近

「妄想を訴える患者への対応を教えてください。患者さんは、確信に満ちた被害妄想を訴え『自分は病気ではないから、治療の必要はない』と主張する場合が多く、なかなか治療に乗って来ず、また妄想を行動化してトラブルになったり、逆に妄想のために社会生活に入れなかったりしていることが多く困らされることが多いんですが、どうしたらいいですか？」

〈これもたしかに困ったことですが、大事なことはその妄想を治療者に話しに来ているということです。これはかすかであっても関係性の萌芽と言えるかもしれないのです。したがって、筆者なら次のようなことをするでしょうね。

①まず訴えを十分に聞く

②治療者は、その訴えを十分に理解したことを伝えた後、それについていくつか質問していいかどうか相手の承諾を得る（というのは妄想患者は相手から疑問を投げかけられることを極度に嫌が

っている場合がありますから、ここは丁寧に進めます）
③そう思う根拠を聞く
④その根拠が状況証拠だけで、その訴えの確かさを立証する決定的証拠がないことを確認する
⑤一方で、妄想の事実性に関しては肯定も否定もせずに、妄想に伴う苦しさや恐怖や疲れに共感する（例えば「盗聴されたり、隠しカメラで監視されたりしているとすれば、怖くておちおち眠れませんよね」とか「悪口を流されたり、何か企まれたりしているとすれば、つらいでしょうし、腹が立ってしょうがないでしょうね」といった形で）
⑥さらに、自分の訴えを周り（家族）にわかってもらえず、病気扱いされていたことへのつらさに共感する
⑦その上で、この「迫害状況」に対してどうするか検討する。患者の中には警察や弁護士に訴えるという人もいるが、最終的には「被害を受けている可能性はあるが、決定的証拠が見つかるまで、放っておくよりしょうがない」という結論に達する
⑧その後「これを放っておけるかどうか」「放っておいて、日常生活ができるし、心のやすらぎが得られているか」を聞き、それが難しかったり、相当疲れているようだと、安定剤の提案（被害を受けていても、気になることを放っておくことを助け、疲れを取り、この事態に対して冷静に考えさせてくれる薬だと患者に言う）をして、様子を見る
⑨このように治療者も共に迫害状況に対して、有効な手立てを考えているうちに、患者は自分の考えの一方性に気付くことが多い

といった順序で働きかけを行うことが望ましいように思われます〉

ⓑ原則的接近が通じない場合の工夫

「こんなにうまくいくんですか?」

〈もちろん、このとおりになるとは限りません。うまくいかない場合はたくさんありますが、その一つとして、妄想の話自身にまとまりがなく何を話しているかわからない時があります。その時は先の話を明確にするほうを優先します。続いて、治療者から何も言われたくないという場合もあります。その場合はそう思う理由を聞いてそのほうがいいかどうか一緒に考えていきます。

また、証拠のあるなしにかかわらず絶対間違いないと言い張る場合もあります。その場合は、それ以上の追及は止めて、むしろ『あなたはその話を家族や誰かに話しましたか』と聞きます。『話した』と言うなら、その結果を聞きます。たいていは『わかってもらえなかった』となります。その後『それで今後とも言い続けるのかどうか』と聞きます。

『もう言わない』となれば、そのほうがいい、誤解されると不利になるから、と賛意を示します。『言わないでいたいが、黙っていられない』という場合は自己コントロールが働いていないということなので、その点を話し合うと場合によっては冷静になって、コントロール力をつけたいということになることが多いし、その助けとして薬の力を借りたら、という治療者の提案に同意することもしばしばです。

妄想は黙っていたり、振り回されなければいいわけで、常に目標を患者の利益(特に社会的利益)

において対処すればいいでしょう〉

ⓒ妄想に支配されている場合の対応（会社を訴えるというCさんへの対応）

「振り回される場合にはどうしたらいいんですか」

〈度合い・様態によって様々です。その考えによって行動・発言していった場合の最良の結果と最悪の結果を予想し、なるべく最悪の結果を来さないようにするため適切な対処を考えます。

例えば、会社側からパワハラを受けたという被害妄想に凝り固まり会社を訴えるという男性会社員（事例C）がいました。私が『状況証拠だけだと勝ち目はなさそうだけど』と言いますが、聞きません。それで知り合いの弁護士を二、三紹介しそこを回ったところ、その弁護士たちはとても丁寧に本人の話を聞いてくれましたが『残念ながら決定的証拠がないと難しい』という答えです。それで随分納得しかかったのですが、まだ怒りは収まりません。そこで、私が『それなら早く復職して、一生懸命仕事をするふりをして、決定的証拠を手に入れたらどうか。このまま会社を辞めるのも悔しいのでは』と言いますと、その通りにしました。そして、嫌々であっても一応外見的には熱心に仕事をするふりをしてくると周りの評価も違ってきました。この時、私が『証拠は見つかりましたか』と聞くと『敵もさるものでなかなか尻尾を出さない』と言っていましたが、次第に仕事のほうに熱心になり、いつしか訴えのほうはどこかに行ってしまったようです〉

「妄想の訂正や洞察はなされたんですか」

〈いえ、パワハラを受けたという考えは変わっていないようです〉

ⓓ妄想は信念・守り・聖域

「それでいいんですか」

〈いいとは思いませんが、無理やり思い違いであったことの自覚は求めません。妄想と言うけど、患者さんにとっては一つの信念ですよね。だから、それをどうこう言うより患者さんが『これは本当のことだけど他人に言っても信じてもらえない。自分だけの本当にしておこう』と考えるところまで行ってくれたら上出来ですね〉

「それこそ、ある程度の内省・客観的思考・間接化の能力がアップしたということですよね」

〈そうです。大事なのは妄想の訂正より、自分や周りの状況の自覚です〉

「その意味では、妄想を無理に取らないほうがいいんですよね」

〈その通りです。妄想は、人間にとって守りになるし聖域であるし、生きる原動力です。いつもいつも自責的になったり現実的になったりするより、他者の責任にしたり空想にふけったりするほうが楽しいですから。友達の心療内科医に『俺は世界一の治療者だ。ノーベル賞の二つや三つもらってもおかしくない。それができないのは、誰か俺を妬むグループが俺の脳に電波を当てて思考力を低下させるからだ』と真顔で話す人がいます。まあ、その話は私を含めごく限られた人たちにしか言いませんので、今のところ、診療や生活に支障は出ていませんが、彼のように妄想を守りというか生きる根拠にしている人が多いですよ〉

「何だか複雑な気持ちになって来ましたが、この話はまた後にさせて下さい」

〈いいですよ。この問題は話が尽きませんから〉

ⓔ 妄想の見直しとその有効性

「でももう一つ聞かせて下さい。妄想から回復してきた人で『何故あんなことを考えたのだろうか』と聞いてきたり、本人がそう言わなくても、妄想が収まった後『自分の体験をふりかえってみませんか？』と勧めたりはしないんですか？」

〈それは必要だし、また治療的に有効です。やはり被害妄想で怖い体験をしたり、外に出られなかったり、あるいは不可解な言動をして社会的に不利益をこうむったり、被害妄想に支配されるあまり混乱状態になって入院させられた人など、『何故、あんなことを考えてしまったのか？　してしまったのか？　言ってしまったのか？』と聞いてくる人もいるし、そうでなくても治療者のほうから病的体験の見直しは一応は勧めてみます〉

「どんなふうに見直すのですか」

〈先の事例Bでも同じことをしていますが、大きく分けると次の三点になります。

まず第一は、自分の考え（妄想内容）を言ったり、それに基づいて発言・行動するとき、その結果を予測しなかったかどうかということです。妄想に支配された患者さんは全員この予測機能が落ちています。先の心療内科医は予測機能がまだ働くので妄想扱いされなくて済むのです。ですから、まずはこの予測機能の低下ということが不適切な言動につながったことを自覚してもらいます。いわゆる、即断即行傾向の見直しですね。

第二は印象感覚優位傾向と直接的・受動的体験の支配と、内省・客観的思考・間接化の低下を話し合います。つまり『見られている、噂されている、狙われている、迫害されている、（自分の秘密を）

探られている』といった不安（印象感覚）だけで判断してしまう。また怯え・恐怖と言った直接的受動的体験だけに支配されてしまう。そして、そういうことに対する内省力が低下している、ということを話し合います。

第三も事例Bで述べたパラノイア特性の話し合いです。

①部分の全体化

これはまず部分だけで全体を判断する『部分の全体化』です。例えば、誰か他者二人が自分の近くでしゃべっているという部分的事実だけで、自分の悪口を言っているという全体的判断を導くのです。

②単相思考

これは一方向でしか考えられない傾向を言います。例えば、今の例で言うと、仮に他者が自分のことを話していたとしても『それは悪いことだけとは限らない、いいことの可能性もある』というように、逆方向から考えにくくなっているという点です。

③投影・他責傾向

妄想に支配されている人は、たいてい自分に自信がなく自己否定が優っていることが多いです。自分で『俺はだめだ。自分は生きている資格がない』と考えるのはつらいので、その内容を他者に投影し、またそうなっている原因を周りや社会のせいにして『周りから迫害されている。陥れられている』と考えたりするのです。これは自分が耐えられなくなった時に、手に余るものを放り出したり吐き出したりして相手に投げ入れる行為と考えていいでしょう。このように話し合います〉

「こうした話し合いはどういう点で有効なんですか」

〈一つは、自分の考えがわからなかったのがわかるようになり安心感や自信が回復します。脱落意識もやわらぎます。また自分の弱点がわかってその修正に努めた場合は治療のプラスになるし、再発の予防にもなります〉

「でも、こんな見直しについていけるんですか」

〈その通りです。ですから、最初から全部見直すことなぞ考えてはいません。なるべく患者さん自身の言葉を使いながら短くわかりやすく話し合って、どこまでついていけるか見ておけばいいでしょう。『見直しなぞ嫌だ』という人には『残念ですね。再発が予防できるんですが』ぐらいに言っておいてあまり無理強いしません。見直しというのはつらい作業ですから、それに見合うものが手に入らないような場合は、私は無理せず様子見のほうを取ります〉

ⓕ 妄想は人間の自然傾向。内省・客観的思考・間接化は努力が必要

「そんなことでいいんですか」

〈いいも悪いも、できないことをしてどうするんですか？

もう一つ大事なことは、今言った、即断即行傾向（予測なし行動）、印象感覚優位傾向、直接的・受動的体験支配傾向、パラノイア特性（部分の全体化、単相傾向、投影・他責傾向）というのは人間本来の特性なので、人間はもともと妄想を発生しやすいのです。

ただ、それが妄想的言動という臨床的事態にならずにすんでいるのは、絶えず内省・客観的思考・間接化といったものが働くからです。ですから、妄想傾向を修正するというより、この内省・客観的

思考・間接化の力を増やしていくほうが治療的だし、自然な営みでしょう。ただ、この内省や間接化の力をつけるのは、今までそういう習慣があまりなかった人にやっていくわけですから、かなりの時間とエネルギーがかかります。しかし、それは治療者の宿命です。

再度強調しておきたいのは、妄想は生きる原動力にもなります。ですから、それをどう上手に使うかが大事なことなのです〉

「肝に銘じておきます」

(3) 幻聴の治療

「では幻聴にはどう対応したらいいですか」

〈幻聴は、妄想とセットになって出現することが多いので、単純に幻聴だけを取り上げてその治療を述べることはできにくいかもしれません。また幻聴の治療も、妄想の治療と重なることが多いということも先に述べておきます〉

ⓐ 幻聴に対する定則的接近

「それで、幻聴独自の治療とは？」

〈幻聴の治療ですが、大きく分けると二つの段階に分かれます（以下に述べる幻聴治療のやり方は、辻悟先生の創始した幻聴の定則的接近に基づいています。詳しくは『治療精神医学』（医学書院、一九八〇年）を参照のこと(2)。

第一段階は、患者の言う「声が聞こえる」（幻聴）が「実際に外側から聞こえている」のではなくて「聞こえているように感じている」だけであるということを自覚させる点にある。

第二段階は「その声の内容」（幻聴の内容）が、自分の心や頭に浮かんできたものである（自分の思考内容である）ということに気付かせる点である。

このやり方は、患者の状態、レベル、その時の治療関係によっても違うが、例を一つ挙げると

①患者が「聞こえてくる」と訴える時、治療者のほうが「私（治療者）の声は聞こえますね」と聞き、患者が「ええ、聞こえます」と言った後、「あなた（患者）の聞こえると言っている聞こえ方と、私（治療者）の声の聞こえ方は同じですか？」と問うてみて、両者を比較させる。

②次いで、患者の聞こえ方は、耳には感じるということはあっても、a．発信源（音源）が確認できないこと、b．そばにいる人に聞こえないこと（録音できないことであってもいい）といった事実を自覚させる。

③したがって、患者の言う「聞こえる」は、「実際に聞こえる」ではなくて「聞こえるように感じる」というのが正しいのだと言うことを患者に認めさせる。

ここまでが、第一段階である。

次の第二段階は、その聞こえているように感じる内容（幻聴の内容）が、自分の頭に浮かんで来たことなのだということに気付かせるといった作業である。

こういうことです〉

ⓑ 患者の状態に合した対応法（幻聴治療の四つの目標）

「何か聞いていると、とても難しそうですね。特に患者は思考力が弱っているんでしょ。こんな対応で患者さんついて来られるんですか」

〈それは患者の様態によります。治療意欲のある患者であればその対象になります。幻聴で困っている人、困った経験のある人なら適応です。幻聴で別に困っていないどころか幻聴の世界に入り込んで自閉と空想の中にいる人は難しいですが、それへの対応はまた別の機会に述べます〉

「その前に幻聴治療の目標・目的は何ですか」

〈やはり、患者の生きやすさを助けることです。

そのためには第一に、正しい現実認識を持ち、幻聴体験から距離をとって客観的に正確にそれを見られることです。つまり、いくらありありと聞こえていても（それはまさに幻覚ではなく現覚である）、客観的に考えれば自分にしか聞こえていない体験で、その意味で、実聴ではなくて幻聴ということを理解してもらうことです。

第二はその幻聴に振り回されずに、幻聴が聞こえていても適切に行動できるという主体性の回復を目指します。

第三は、幻聴に振り回されないために、幻聴の中身の検討に入ります。それが自分の思いや不安（変なことを言われるのではないか、変な風に見られているのではないか、自分は役立たずと思われているのではないか、といった）が、『アホ！　バカ！　死ね！』といった幻聴と関係があるということに気付いてもらうことです。この自己所属性を回復することで幻聴への恐怖は減ります。

第四は、何故『自分の思い』が幻聴・幻声（本人にとっては現声）になってしまうかについての話し合いです。これは原田[17]の言うように『不安、過労、不眠、孤立』といった四条件が揃うとそうなりやすいので、なるべくストレスを貯めないように特に睡眠を大事にすることなどを考えれば予防になります〉

「幻聴に対する今のような治療に関して、適応のある患者さんは具体的にどんな人ですか」

〈幻聴で非常に苦しんだり恐ろしい思いをしたり、錯乱状態になって入院したり、不利益をこうむったりした体験を持つ人たちです。それらの人はまた幻聴が再発するのでは、幻聴に支配されて自分を見失うのではと恐れています。どう対応していいかわからず怖がっているし、また不可解な体験をしたので、自分は治癒不能の精神病になってしまったのだという気持ちを持たされています。

そこで、先の四点について話し合うわけですが、まず順序としては幻聴が起きてきた経緯・事情・過程をできるだけ詳しく聞き取ることです。患者は思考力も表現力も弱っているので、なるべく相手のペースに合わせて、そして適当に質問したり要約してあげたりしながら、話を進めていきます。全部わからせようという焦りは禁物で、むしろこうした話のどこが難しいか探していくほうが治療の上では有効です。

実際に幻聴の体験で今苦しんでいる患者さんには、なるべく相手の言葉を使ってゆっくりと進めていきます。ただ、こういう対話は大変疲れるときもあるので、相手の疲労度を見ながら進めることが大事です。しかし、疲れていても向こうが幻聴治療に関心を持ち意欲的であるならば、そのまま進んでもいいでしょう。

いずれにせよ幻聴の訂正・消失を第一義に考えるのではなく、幻聴に対する正しい現実認識とそれに振り回されない主体性の確立を目指します〉

5　患者・家族からの基本四大質問とその応答

(1)　四大質問とは

ⓐ 四大質問の内容

患者・家族は、統合失調症に限らず、心の病のことに関して様々な不安・疑問を持っています。それを四つに大別すると、

①病気なのかどうか（この状態は病気なのか性格なのか、正常か異常か？）
②病名は何か（病気としたら病名は？　統合失調症なのか？）
③原因は？（何故こんな病気になったのか？　育て方が悪かったのか？）
④治療について（果たして治るのか？　どのくらいで治るのか？　どうしたら早く治るのか？　見通しはどうなるのか？）

ということになるでしょう。

どの質問も深刻ですが、特に④の治療に関する質問は一番切実でしょう。

ⓑ 患者・家族の質問の取り扱い方（質問は丁寧に扱うこと、共に考えること）（望ましい治療者は質問に適切に応じてあげられる）

患者・家族は自分の病気や治療、将来に関して多くの心配をしており、治療者に聞きたいことは山ほどあるようです。患者・家族がこういう質問をするのは当然のことで、筆者のかかわった患者の多くが「望ましい治療者」の条件として「聞くだけではなく、質問に答えてくれる人」を挙げるのも無理はありません。

特に今挙げた病気かどうかの質問などは、まず初めの問いになることが多いようですが、患者・家族にすれば切実です。

ⓒ 質問に答えることの難しさ

先ほど述べたような四大質問などは、患者・家族とっては当然の質問ですが、答えるのがかなり難しい根源的問いです。というのは、病気そのものの定義が人によって様々ですし、また正しいだけではなく役に立つように答えることが重要だからです。

しかし、何が正しく何が役に立つかは、一人一人によって違ってきます。また、心の病気に関しては、身体の病ほどクリアーにならず、極めて曖昧で不明確なことが多いのです。治療者が正しいと思って答えても、患者がその意図を間違った方向に受け取り、悪化するということもありえます。ですから、これは深遠な哲学的問いと同じくらいに答えることが難しい問いなのです。

しかし、治療者はこれらの問いから逃げるわけにはいきません。問いに答えないことは、患者そのものを否定することにもつながり、安易に答えるのと同じくらいかそれ以上に不信や悪い結果を招くことがあります。これらの問いをきっちりと受け止め、患者の治療に役立つように返してあげることこそ治療者の役目なのです。

こうした基本的質問以外に患者・家族は様々な質問（「薬はいつまで飲まねばならないのか」「入院する必要があるのか」「結婚や就職ができるのか」「結婚や就職の際、病気のことを言うべきか」「今の医者・治療者で治らないが、他の治療者に代わったほうがいいかどうか」「妊娠中、薬はどうしたらいいか」「本人が病院に行こうとしないがどうしたらいいか」「家で暴れているがどうしたらいいか」「叱るべきか優しくすべきか」「学校や会社に行かないが、行くことを勧めるべきかどうか」など）をしてきます。もちろん、これらに対してもケースバイケースで、どうするのが一番いいかを答えるのはやはり難しいのです。

ⓓ答えるより共に考えることが重要（相手の力を引き出す）

患者の質問は、難しいといっても、治療の核心や根源に触れるようなものが多いので、この質問を共に考えることによって、患者が自分の問題や治療の本質を理解することにつながり、本人の洞察や気付きが進むことが多いものです。治療者にとって答えにくい質問には、治療のカギが潜んでいるのです。

答えられない質問に無理にすぐ答えようとするより、なるべく患者に考えさせることが大事です。治療者の役割は、患者が重要なことに気付く産婆のようなものだからです。

したがって、こうした問いを正しく受け止めるということは、機械的に単純に質問に答えることではありません。筆者の経験では、その質問を巡って患者と共に考え、患者に考えさせるほうが治療的であったように思われます。治療者に教えられるより自分で答えを見つけるほうが（治療者の援助を借りたとしても）自分の身につくからです。これは、一種、仏陀の応機説法(18)やソクラテスの産婆術に似ているのかもしれません。

(2) 病気かどうかの質問に対する答え方

この質問は患者・家族から常に問われるものです。特に初期はこの質問が多いですが、中期やその後になってもなお出てくる問いです。

これに答える前に、病気と名付けることのプラスとマイナスをまず一般論的に提示します。

ⓐ 病気と名付けることの利点（治療的要因）と危険性（治療妨害要因）

① 病気告知のメリット

病気告知のメリットとしては、①治療を受けられる（病気と考えられずに悪化する統合失調症患者や自殺するうつ病患者が多いという事実に注目のこと）②負担軽減、免責と休養（この間に負担を取り除き、疲労を軽減し、エネルギーを回復し、心の整理が可能になる）（怠けではなくて、病気と認定されると安心して休める）③家族、職場、関係者などの接し方に変化をもたらす（本人を責めることや有害な叱責や励ましが避けられ、本人への理解が正しくなり、本人をほっとさせることができる）④自己を振り返るチャンスが与えられる。自己の状態や性格、生き方（無理をしていないかどうか）など心の整理ができる。うまくいけば内省、変化、改善、成長といったことが見込まれる、といったことが挙げられます。

②病気告知のデメリット

逆に、病気告知のデメリットとしては、

- 誤解と恐怖を引き起こす危険性（精神科医から病気と言われただけで、不治の病にかかったとか、やがて廃人になるのではないかと思い込んでしまう危険性。特に統合失調症などを治癒不能とか、将来は人格が荒廃すると考えてしまったり、宿命でどうにもならないと考え、それに固定されてしまうと、治療妨害要因になりやすい）
- 自己否定の意識を強めること。自己否定だけに釘付けになってしまうこと
- 責任からの逃避（先のメリットとは逆に、人生の課題から逃避する目的で病気を利用する場合）
- 劣等感、敗北感、挫折感、憂うつ感、後悔などを生じさせること

といったことです。

③病気告知はメリット・デメリットを考え、適切にすること

以上からわかるように、病気と告げることにはプラスもマイナスもあります。治療者はこのことを

踏まえ、本人が誤解や恐怖や絶望に陥らないように配慮しながら、自己実現や自己成長へとつながる道を患者と共に模索することが重要です。

つまり、心の病は実体・宿命として存在するのではなく、一つの便宜的な概念であり、それは、自己変革・自己成長への出発点であると捉えることが大切なのです。自己成長と言うと大げさに聞こえるかもしれませんが、少しでも生きやすくなるだけで、それは立派な成長です。

それでは具体的にどうするかと言うことですが、はっきりしたマニュアルがあるわけではありません。以下に記すのは筆者のやり方のほんの一例です。

- まず相手の質問を当然のことだと理解して、その問いは大事だと尊重する
- 治療者は〈その問いに正しく答えたいので、どういう点で病気かどうか知りたいのか〉を患者に聞く
- 患者が偏見・誤解（特に精神病に対して）を持っていればその訂正をはかる
- 単に治療が必要かどうか聞きたい、ということであれば、自分の問題が自分や周囲の力だけで解決できるかどうか聞く。解決が難しければ、病気ということにしておいたほうが、保険で治療を受けるなど、種々のメリットがあることを説明する
- いずれにせよ、人間の心には健康な部分と不健全な部分があり、その不健全部分が優勢になった時、病気と名づけるだけであって、健常者との連続性を理解させる

ただ、実際の治療に関しては、まさに千変万化です。

ⓑ病気かどうかの質問に対する答え方の実例

ここでは実際の例をあげますが、もちろん典型例というわけではありません。

事例D　引きこもり、不登校、被害妄想、幻聴の息子のことで相談に来られた母親の例

思春期は危機の時代とも言われ、統合失調症状態が発現しやすい時期です。自立等の課題が降りかかってくるからでしょうか。この種の問題で悩まれ相談に来られる家族は大変多いものです。Dさんの息子（高二）は、試験の成績が悪かったことと親に注意されたことで、家に閉じこもり登校しなくなりました。自室に一日中引きこもったままでそのうち、「自分のことを誰かが見張っているし噂している」と言い「実際に自分の噂をする声が聞こえる」と窓やカーテンを閉め切って怯えています。

変だと思った母親は、本人に病院へ行こうと勧めるのですが本人は応じません。仕方がないので母親だけが、心配して相談に来られました。母親はひとしきり、事情を説明した後、次のように聞いてきました。

母　親　「先生、うちの子はいったい、病気なんでしょうか、性格的なものでしょうか」①

治療者　〈そうですね。その質問はとても大事な問いですね。早速それを考えていきましょう。それで、まず、お母さんから見て、性格的なものはどんな点か、病気と思える点はどんな点か教えてもらえますか？〉②

母　親　「うーん……。あの子はすごく生真面目で勉強好きだったので、今回の成績の悪さと私が不

用意に叱ったので閉じこもって学校に行かなくなったと思います。でも『周りから噂されている』とか『声が聞こえる』と言った点は病気のような気がします。あまり病気とは思いたくありませんが」③

治療者〈わかりました。そうすると、自分で何とか対処できそうですか？　あるいは、このままにしておいたらどうなると思いますか？〉④

母　親「私の力で何とかするってとっても無理な話です。このままにしておいたら何が起きるか心配です。どうなるんでしょうか？」⑤

治療者〈では、この問題をあなただけで考えていくの難しいということですか？〉⑥

母　親「ええ、それはもちろんです」⑦

治療者〈そうすると、精神科医や治療者といった専門家の援助が必要だということですね？〉⑧

母　親「そうなんです。お願いします」⑨

治療者〈わかりました。それでは、こうしたことが性格であろうが病気であろうが、とにかく専門家と共に、解決を考えていかねばならない問題だということですね？〉⑩

母　親「そうだと思います」⑪

治療者〈では見通しや対策を考えるために、もう少し詳しく背景を伺いましょう。いいですか？〉⑫

母　親「ええ、いいんですが、その前に先生、うちの子はいったい病気なんでしょうか？」⑬

治療者〈今までの話だと性格か病気かは別にしてとりあえず専門家と共にこの問題を考えていけばいいということだったですよね？〉⑭

母　親　「ええ、そうですが」⑮

治療者　〈それでも、病気かどうか心配されるのはどうしてなのかな？　もちろん心配していけないとは言っていませんよ〉⑯

母　親　「いや、もし精神病だったらどうしようかと思って心配なんです」⑰（ついに一番恐れているものが引き出される）

治療者　〈精神病ならどう心配なんですか？〉⑱

母　親　「そう言われると……。いや、もし精神病だったら、もう治らないし、気違いということになってしまいますし……」⑲（母のもつ恐怖・偏見が表出される）

治療者　〈あなたは、精神病が不治の病だとか、精神病者が普通の人間から全くはずれていると思っておられるんですか？〉⑳

母　親　「えっ。そうなんですが、違うんですか？」㉑

治療者　〈精神病は確かに、治療するのに時間とエネルギーはかなりかかりますが、不治と断定はできませんよ。治っている例もかなりあるわけですから。それに、精神病の方は、不健康な部分はもちろんありますが、普通の人間と同じく健康な部分もかなりあるんですよ。あなたは、いろいろ知ったうえで、精神病が不治だとか、普通から全くはずれているとおっしゃったんですか？〉㉒

母　親　「ごめんなさい。私、つい自分の偏見だけでものを見てしまって」㉓

治療者　〈あやまる必要はありませんよ。やはり、ご自分のお子さんがこうだと悪いほうに悪いほうに考えてしまいやすいですものね。ただね、精神病に対する偏見を持ち続けていますと、いつもその恐怖に圧倒されて、子供さんを正しく見られないことが心配なんです。もし精神病の部分が出てきたらそれはそれで治療していけばいいんですから。……今の話、どう思われました？〉㉔

母　親「今のお話、伺って安心しましたが、それでうちの子は精神病なんでしょうか？」㉕

治療者〈お母さんは、少し、精神病に関する本を読んだことがありますか？〉㉖

母　親「ええ、それはもう、心配になったので、いろいろな本をあさりました。よくわかりませんでしたが」㉗

治療者〈それでは、わからないままでいいですが、精神病の症状について記憶に残っているものがありますか？〉㉘

母　親「なんか、はっきりわからないけど、妄想だとか幻聴とか、それってうちの息子の症状に似ているようです」㉙

治療者〈よく、わかっておられるようですが、ただ、息子さんに会ってみないと何とも言えませんね。息子さんを連れて来れそうですが？〉㉚

母　親「主人が今単身赴任中ですが、帰って来てもらいます。それに近くに兄夫婦もいるので手伝ってもらいます」㉛

治療者〈そうですね。多いほうが安全ですから。それと嘘をついたり騙したりして連れてくるのはよくないですよ。また手荒にせずになるべく説得して来させるようにしたほうがいいと思いますがどうですか？〉㉜

母　親「本人にとってはそのほうがいいと思います」㉝

ということで三日後には、急遽赴任先から駆け付けた父と母に連れられてＤ君本人がやってきました。怯えているようだし連れて来られて不満なようでした。筆者がその気持ちを思いやると、少しずつ心を開き始め、今自分が狙われて悪い噂が流されていることなどを訴えるので、治療者はその事実に関しては肯定も否定もせず、ただ〈そんな状態だと怖いし大変では？〉と聞くと肯定し、しかも不眠を訴え、何か声以外のことが考えられないということが判明したので、薬（ロナセンと眠前にベゲタミンＢ）を処方したところ、幻聴が減ってきて、少し落ち着き学校へも行けるようになりました。

その後、いろいろ話し合うと、自分の体験が幻聴や妄想であることに気付き、自分が敏感で挫折やストレスに弱いことを訴え、また苦境に立った時冷静に考えにくい点があるということにも気付いたようでした。

また、今後は過度のストレスや不眠に注意するように話し合い、無理な勉強は控え、もう少し遊んだり友達付き合いもしだすようにしました。

薬は、当面は再発しないために飲み続け、徐々に減薬していったところ、今は週に一回だけロナセンを飲み、ちょっとした不安にはコンスタンという抗不安剤を頓服で時折飲む程度です。彼は、知的レベルは優れているが、自分がストレスに弱いことを自覚しており、結婚も就職もその点を考慮して選んでいくとのことです。

筆者との治療関係は良好で、良くなった今も年に二〜三回ぐらいは来院して相談したり薬をもらったりしています。

【事例Dの解説】

これは、背後に精神病の恐怖があった例で、その偏見の是正と、正しい治療の取り組み方がテーマになっています。

この事例のように、病気かどうかの問いの背後には、精神病かどうかの不安があることが多いので、そこをいつも考えておくほうがいいでしょう。ただ、無理に早急に精神病に対する偏見の是正を急がないほうがいいようです。じっくり相手のペースに合わせるほうがいいです。

②から㉜までの治療者の発言は全部質問形で、相手（Dの母親）に考えさせるようにして言っています。そのため、最初の「病気かどうか」の質問から、⑰のように一番の恐れが引き出されてくるのです。

また、恐怖とセットになっている偏見の是正も、あまり急にはやりません。治療者としては、正確で有益な情報を提示して相手に考えてもらうことが大事なのです。それが治療につながるのです。

病名告知については、事例Dが順調に治っていき、また再発の予防にも気を配り、自分が再発の可能性を持っていることを受け入れ、服薬や生活・生き方・人との付き合い方に気を配り、治療関係も維持されているのであれば、無理にこちらから告知する必要はないように思います。

もちろん、本人・家族が気にする場合は、病名について話し合い考えさせることは大事です。

⑶病名は何ですかという質問に対して

ⓐ病名告知の場合の注意（病名の治療的利用）

病名告知の場合も、患者の病状とその構造、背景、症状成立要因等を、患者と共に考え、それについての理解を共有し合うこと、そしてそれに基づいて治療方法を探っていくことが大事です。また、病名告知の中で起きる様々な絶望感や恐れ、一面的な解釈や誤解、偏見等に気を付けねばならないし、それらが出てきた時には、それを改めるといった手当が必要となってきます。患者が、病名を治療に役立つように利用できること、これが最大の目的です。

ⓑ病名告知のメリットとデメリット

①心の病の病名の特殊性（多彩、変化、合作）

まず、心の病の病名には、次のような特徴がある。

- 教科書の病名は純粋型・理想型（ＤＳＭ－Ｖなどでは、病名がきっちり分けられているようだが、実際にはパニック障害に身体表現性障害が加わったり、強迫性障害に妄想性障害が併存したり、多数の病状・病名が一人の人間に同時に存在することが多い。したがって、病名とは、その時点で一番優勢になっている病状に基づいて付けられるに過ぎない。多彩な病状を一つの疾患単位で括ることには無理がある）
- 病状（病名）は時間的に変化する（強迫症状が時と共に妄想状態になったり統合失調症状態が神

経症状態になったりするのは、よく見られることである）

・病状（病名）は、患者と治療者の合作の面がある（患者がある治療者の前では拒絶・不信・妄想といった病状を呈するが、別の治療者の前では心を開きよくしゃべることがある。このような場合、前者では統合失調症の妄想型とされ、後者では、妄想がかってはいるが対人恐怖に過ぎないとされることもある。また、病状の変化はそうなくても、治療者によって見方が違ってくると診断も違う。このように、病名や病状は関係の中で生じ、合作となることも多い。もちろんどの治療者が見ても変化しにくいという病状、病名もあるが）

以上の三つの特徴は、時として身体病でも見られるが、心の病の場合、その頻度・程度が強くなるようである。ただ、心の病でも、単一で、時間的な変化がなく、どの治療者でも同じ診断という場合は、もちろんありえる。

②病名をつけることのメリットとデメリット

こうした性格を持っている中で病名づけのプラス面とマイナス面を考えてみましょう。これは先の病気告知と似ていることが多いです。

メリットは、「病名を知ることで、患者自身の理解が深まる。文献を調べたり、他の治療者やスーパーヴァイザー等とその病名（共通言語）を使って相談しやすい」「病名をつけ、その患者の理解が深まることで、適切な治療方針が立てられる」「病名を出発点としていろいろな想像が湧き、それが治療に寄与する」「患者自身も病名を知ることで、自分自身を知ることにつながり、治療や自己成長の役に立たせられる」「病名を付けると、保険で専門的な治療・相談が受けられる」といったところでしょう。

一方、病名をつけることの危険性やデメリットは「病名をつけることで、理解を広げ深めるというよりは、狭い理解になってしまい、有害な割りきりになる」「治療方針が単調になる危険性がある。病名を出発点として想像を広げるのとは逆に診断や病名を閉ざされたゴールのように考えると病名は治療妨害要因になりやすい」「一旦付けられた病名にとらわれると、大変な悲劇が起きる。人間は誤診を訂正しにくい」「病名による患者側の偏見・誤解・恐怖の発生・増強（特に統合失調症といった病名の与えるインパクトは強い）」といったものです。

③病名告知のポイント

以上を踏まえて、病名告知の治療ポイントを挙げてみると「すぐに告知するより、病名を巡っていろいろ話し合ったほうが望ましい。それにより、患者・家族の恐れ・誤解・偏見を浮き彫りにし、それらの緩和・是正に寄与する治療的メリットがある」「単に病名を告げるよりも、病状とその構造、背景の理解などを患者と共有する」「病状の理解の共有に基づいて、通院・治療的対話・服薬など、治療の必要性や治療目標についての自覚を強めることが望ましい。症状から治療目標への転換である」「場合によっては、病名がはっきりすることで利益になったり安心することも多いので、その時は適切な病名を伝える（障害年金などの診断書の場合等）」「病名や病状を患者に考えさせることは大事だが、患者・家族だけでは手に余る場合も多いので、治療者も適切な場面で自分の意見を言うことが望ましい。しかし、言いっ放しではなく、治療者の意見に対する相手の反応を聞くべきである」といったことが考えられます。

ほしいということです。

ⓒ 病名告知を巡る実際のやりとり（事例Eの場合）

それでは、実際に病名を聞かれた時のやりとりを示します。ただ、注意してほしい点は、前にも述べたように、このやり方は単なる一例であって、決してこれをマニュアル化して考えないようにしてほしいということです。

事例E　統合失調症を恐れる二四歳男性の病名告知を巡るやりとり

Eは、三回ほど精神病院に入院歴があります。入院理由はいつも「周囲のことが気になる」から始まって、被害妄想、幻聴、他者（噂や悪口を言ってくる）への攻撃といった症状と、抑うつ感や希死念慮がまじるうつ状態を呈することでした。ただ、うつ状態にある人は自責的になる場合が多いのですが、彼の場合は他責的になり、うつの原因を家族のせいにしていました。また入院していない時でも、自信がなくイライラして家で引きこもっていました。Eは、なかなか良くならないことに苛立ち、家でも荒れるため、家族共々筆者の元に相談にやってきたのです。

筆者はまず、今までの病歴や治療経過、今後の治療目標等を聞いて、相談に乗り続けるという約束をしたところ、二回目ですぐに彼のほうから病名の話が出ました。

以下、やりとりを示す。（ ）内は解説。

Eさん　「先生、いったい、僕の病名は何なのですか？」①（筆者は、以前はこう聞かれることを恐れていたが、今は患者が、自分自身の理解を深める絶好のチャンスだと、むしろ歓迎している）

治療者　〈病名が気になるんですね。患者さんとしては当然のことですよね。……ただ、どういうことで気になるか教えてもらえるとありがたいんだけど……〉②（このように患者の気持ちを受け止め、その気持ちの背後を聞くことは、病名に限らずごく自然な作業である）

Eさん　「先生、僕、統合失調症なんですか？」③（いきなり、こう聞いてくるのは、結構、力を持っている患者である。もっと圧倒されている患者は、怖くてこういう質問すらできないし、病名のことまで考える力がない）

治療者　〈統合失調症かどうか気になるんですね？〉④

Eさん　「ええ」⑤

治療者　〈どういうことで統合失調症かどうか気になるのか教えてもらえるといいんだけど〉⑥（ここも同じパターンで背後の気持ちを聞こうとしている）

この後、Cは入院中に医師のカルテを盗み見したら、Schizophrenie と書いてあったので、後で調べたり聞いたりしたら統合失調症（昔は「精神分裂病」「早発性痴呆」と呼ばれていた）だということがわかって、大変なショックを受けたと言う。

治療者　〈統合失調症だとしたら、すごいショックなんですね？〉⑦

Eさん　「ええ」⑧

治療者　〈どういうことで、ショックなのかな？〉⑨

Eさん　「だって、統合失調症だと結婚できないし、治らないし、一生精神病院に入っている人も多い……」⑩（ついに、彼の恐れているものが出てきている）

治療者　〈もし、統合失調症状態にあった人が、結婚できないし、治らないし、精神病院に一生いなければならなかったとしたら、それは確かにショックですね〉⑪（ここではまず彼のショックを共感しようとしている）

Eさん　「ええ……」⑫

治療者　〈ところで、どういうことで、そう思ったの？〉⑬（ここから、彼の偏見を是正していくための相互検討が始まる）

Eさん　「だって、入院している人は、何度も何度も入院しているし、三〇年以上入院している人もいるし、結婚していない人も多いし」⑭（部分的な材料だけで⑩のような結論を出していることがわかる。前述した「部分の全体化」である）

治療者　〈そういう部分を見れば、君のような結論を下すことがわからなくもないのですが、でもぼくの経験した事実を言っていいですか？〉⑮（とりあえず彼の言い分を認めた上で、今から反対意見を聞く準備をしてもらう。この「言っていいですか」という確認作業は、本人の集中力を高め治療者の発言の聞き取り力を高める）

Eさん　「ええ、いいですけど」⑯

治療者　〈僕の経験やこれまでの知識によると、入院が続くかどうか、治るかどうか、結婚できるかどうかといったことは、本人や家族や治療者やそれに周囲の状況によって変わってくることが多いですが。だから、あなたが、統合失調症かどうかは別にして、たとえ統合失調症状態にあったとしても、治ったり結婚したりすることは可能ですよ。もちろん絶対とは言えませんがね。ただ、現に私の患者さんで、統合失調症状態を体験した人が治ったり、結婚したりする場合がありますが……。今の話、君に伝わりましたか？〉⑰（これは治療者の一番提示したいことですが、これ一回だけで、患者の偏見が訂正されることはまずなく、何度も繰り返し話し合うことが必要になる）

Eさん　「ええ、それは」⑱

治療者　〈では、今の話聞いて、君はどう思ったの？〉⑲（治療者は言いっ放しではだめで、患者の意見を引き出すことが重要になる）

Eさん　「びっくりしました。でも、僕は難しいと思う」⑳（ここで、前の「不可能」から「難しい」という段階に少し移行していっている。また、「僕は」という発言が登場してきている）

この後、本人が悪いほうに悪いほうに考える癖のあることが確認されました。それと同時に、自分が統合失調症を恐れ過ぎて、偏見（不治の病、普通の生活は不可能等）を持っていることも確認され、病名が何であるかよりも、こうした癖の克服、偏見の是正のほうが重要であるという話になりました。

この事例でわかるように、病名に関する質問に対しては、ストレートに答えるよりも、何故病名が問題になるかを考えていくほうが、患者自身が背後に持っている恐れや偏見、さらには、一方的な思考傾向といった問題点が明らかになってきます。そしてそれらが明らかになるにつれて、本人の中で、治療目標がよりはっきりしてきて、それらが自覚と治療意欲を強化していくのです。

ちなみに、このEは、その後も自己否定的になったり、絶望的になったりということがありましたが、それらを乗り越え、仕事ができるようになるところまでいっています。

そして、ある程度よくなった時点で、再び病名の話が出た時、筆者は「確かに精神医学の用語で言えば、あなたの以前の状態は精神病的部分（統合失調症的部分）やうつ病的部分が優勢であったと言えます」と述べ、それが気になるかどうか聞いたところ、「今は、自分がそういう心の弱さを持っていることが自覚でき、なるべくそうならないように気をつけていこうと思う。だから、病名とかはそんなに気にならないが、でも調子が悪くなってくると、また治らないいんじゃないかという気になったりするけど」ということでした。

いずれにせよ、こうした事例の場合は、病名告知という機会が、患者本人の偏見や考え方の問題点を是正するチャンスとして働いたと言えます。

単に名前だけとはいうものの、以前の精神分裂病から統合失調症という名称になったことは、少なからず精神病恐怖を減じ、病名についての話し合いがしやすくなったことは事実です。

しかし、ある患者さんの手記によれば、「患者の多くは統合失調症という名前に圧倒される」[19]ということなので、病名変更だけではそんなに大きく変わったわけではありません。やはり、統合失調症症状の解明がもっとなされ、統合失調症症状が「人間としての連続性の証」との理解が得られることが、治療の本質としては大事でしょう。

(4) 原因について、どう答えるか

ⓐ 原因は複雑極まりない

人間は困難に陥ると「何故、こうなったのだろう」とまず考えます。そして治療者に対して「この病気の原因は何なのですか？」「いったい何故こんな病気になったんですか？」「育て方が悪かったんでしょうか？」「生まれつきなんでしょうか？」といった問いが、患者・家族から多く発せられて来ます。

身体病でも同じでしょうが、心の病を引き起こす原因は、多種多様で大変複雑です。患者・家族の中には、医者が原因を知っていて、簡単に答えてくれるだろうと期待する方もいますが、とても一言で答えられるようなものではありません。それこそ、無数の因と縁が絡み、無限の業が積み重なっている結果と言えます。

この原因の多様さ複雑さは、治りにくい、難しい病気であればあるほど強くなって来ますが、簡単と思える例でも結構多くの要因が絡んでいます。統合失調症の原因（第一章四節）を考えてもわかると思われます。

ⓑ 原因探求は、物語の再構成のようになる

この複雑さは、統合失調症や境界例といった難しい病態になればなるほど増してきて、治療者を悩ませます。

心の病は、先述したように、種々の因（結果を生ぜしめる内的な直接原因）と縁（外からこれを助ける間接原因）が複雑に絡み合い、到底単純な因果律や自然科学の図式では律し切れないものです。また、この因や縁の種類や程度、持続時間、有り様、それら相互の関連の様態などは、個々の事例で非常に差があることも、容易に理解できることだと思われます。

したがって、ある病気の原因を記述しようと思えば、それはほとんど物語のようにならざるを得ないと言えます（身体疾患ですら病歴のことを history と言う）。ユング[20]が「患者にとって、決定的なものは物語である」と述べ、土居[15]が「ストーリーを読むことの大切さ」を説いたのは、このようなことと関係しています。

治療において大事なのは、なるべく正確に真実を踏まえ、役に立つ物語を発見していくことです。

ⓒ 原因探しの困難さ

原因探求は、身体医学のように機械を使ってというわけにはいきません。もちろん、心の病でも、脳波やCTやMRIを取ったりという形で機械を使う時がありますが、基本は面接です。これが結構難しい場合が多いのです。

第一に、患者は精神的に混乱していることが多く、秩序だって表現したり説明したりすることが難しいことがあります。患者の話にまとまりが欠け、一方的な偏りがみられ、同じ話を何度も繰り返すといったことは、日常茶飯事です。これは、何も患者だけに限らず、追い詰められたときに人間一般が起こす反応です。治療者は患者の自己表現を損なわない程度に、患者の話をまとめていく必要があります。

第二に、原因探求は、患者の陰の部分、秘密の部分の探求になることが多いが、それは患者にとって当然見たくない、触れられたくない部分です。だから治療上そこを見ていくことは必要なのかもしれませんが、精神的にかなり落ち着いてきて、ゆとりが出てこないと、自分の影を見られないし、また治療者に対する信頼感がないと、言えない場合も多いのです。

第三に、原因を探ろうとしても、患者自身が思い出せないことがあります。特に急性の幻覚妄想状態の体験や、境界例や解離性障害で頻繁に見られる行動化（家庭内暴力や手頸自傷など）の体験などを完全に想起することは困難なことが多いものです。これはそういうことを思い出したくないということもあるのかもしれないが、同時に一種の意識水準の低下があって、実際にそうした体験が記憶の中に刻み込まれていないのかもしれません。心的外傷を受けたケースやＰＴＳＤの場合などは、特に想起が困難で、また不用意にそれを強制することで有害な結果を招くことがあります。

こういうことがあるため、初期は特に原因がつかめないことが多く、治療の終わり頃になって、ようやく病歴の全体像や病気の原因がはっきりしてくるという時があります。

もう少し詳しく説明すると、治療が進むにつれて、患者が安定し、ゆとりを取り戻し、また治療者に対する信頼感も育ってきます。そうすると原因に関連した影の部分を言いやすくなり、まとめやすくなります。それがまた治療を促進することになり、それに応じてまた原因探求が進むということになります。

したがって、治療が終結して初めて原因の全貌がわかったということがよくありますが、この点に、心の病の治療の特殊事情が現れているように思えます。

第四に、治療の進展によって原因が変化する場合があるということです。どういうことかというと、治療を始めて、原因の探求を患者と共にしていくと、その進展に応じて患者の陳述が変わっていく場合があります。

例えば、境界例は自分で苦悩を持っておけないことが多く、それを誰かの責任にせざるを得ない場合がしばしばあります。具体例を挙げると「自分が今こんな『情けないつらい状態』にいたり、自分の性格の脆さの原因は、母親の愛情不足にあるのだ、全て親のせいだ」と境界例患者が言うのはよくあります。ところが治療の進展と共に、自己や現実を見つめることができてくると、治療の途中で「実は、母親は愛情が薄かったわけではなくていろいろ私にしてくれていた。私がそれに気付かなかっただけで、状態が悪い時には、母の悪いところしか見えなかった」と言ったりして、原因どころか病歴そのものが書き変わる場合も、かなりあります。これは統合失調症でも例外ではありません。

ⓓ 真の原因とは患者の役に立つもの

これまで、心の病の原因には多種多様の要因が絡み、治療の進展と共に原因も変化してくると述べましたが、事態を一層複雑にしているのは、治療者によって原因に関する意見が違うことです。ある者は遺伝や素質や体質因を強調したり、ある者は生理学的変化や脳内の生化学的変化を取り上げ、またある者は病前性格を重視し、さらにある者は早期の成育状況に注目したり、また別の人は現在のストレス状況や、家族に潜む要因を強調するといった具合です。今挙げた原因は、どれもこれも一定の根拠があるため、聞かされた者は、そうかなとうなずくことになります。

筆者は、「真の原因とは、患者と治療者の双方がそうだと認めることができ、しかもその原因理解が患者の役に立つような原因のことを指す」と考えています。したがって、真の原因と言っても仮説のようなもので、それはその都度、変わっていっていいと思われます。

例を挙げますと、統合失調症状態で悩んでいた独身女性の治療中、その原因が、①なかなか自分が攻撃性を出せずに、自己主張できなかったことと、②周囲（特に母親）もそれを受け止めようとせず抑えつけていたことにあると、患者、治療者双方で認識したとします。そこで、この理解に基づいて、本人がもう少し自己主張をし、また家族もこの理解に基づいて本人の主張を受け止めようとし、その結果、統合失調症状態が改善したとしたら、その原因理解は役に立ったわけです。したがって①と②は真の原因と言えます。

また、すぐに原因理解を行動に結び付けなくても、患者がなるほどこういうことが自分の苦しみの元であったのかと悟り、しかもそれを治療者と共有できたとしたら、それだけで落ち着きと余裕を取り戻すし、また「何故こんなに苦しむんだろう？　何故なんだろうか？」という原因へのとらわれから解放されると思われます。

それ以外にも、原因がはっきりすることで過去へのとらわれがなくなり、未来の展望が見えてくるし、過去の物語が再構成されることにより、自分の人生に意味が見いだされるといった良い点もあります。

したがって、治療者は原因探求をするとき、事実や真実を踏まえながら、なるべく役に立つ原因探しをしていくという態度が重要になります。

ⓔ「原因は何ですか？」という問いにどう答えるか

では、患者のこの問いにどう答えれば、一番患者の役に立つか考えていきます。まず、〈これはとても大事な質問です〉と尊重するのは、今までと同じです。続いて〈原因探しは重要であるがゆえに、慎重に探っていきたい。そして探る上ではあなたの協力が必要ですが、よろしいですか？〉と言って、原因探求が共同作業によるということの了解を得ておきます（患者は治療者を万能視しやすく、原因を全て知っていると思い込みやすい）。

性急に原因を聞きたがる人には、〈早くすっとわかるといいんですが、なかなか簡単にわからないかもしれません。時間がかかってはいけませんか？〉と聞いていけばいいのです。これは暗に〈原因探求は腰を据えてじっくり取り組むべき課題ですよ〉と言っているわけで、それで満足しない人には〈そんなに性急に原因を知りたいのは何故か？〉を聞いていくと、その人（家族）の事情や問題点が一つ明らかになるかもしれません。

原因を知りたがる背景の心理を知ることも大事です。つまり〈原因を知りたいと思うのは当然として、どういう点で原因を知りたいのか教えてもらえるとありがたいですが？〉とか〈原因を知って、どうしようと思われますか？〉といったように聞き返すことも大事です。

そうすると、様々な応答（「家族の接し方が悪かったのか」「本人の性格に問題があるのか」「遺伝ではないか」という風に聞き返す場合や「原因を知れば安心」という場合、また「原因がわかると、治療法がわかって、苦しさがなくなる」という願望を表明する場合等）が返って来ます。

これに対して、例えば、願望のような場合は〈確かに原因がわかると治療法や対策がわかる可能性があるかもしれませんが、すぐにそれが可能になるかどうかわかりませんよ。それに苦しさがなくなるというのは、ありえないことで、治るとは苦しさを受け止めていくということですよ〉という意味のことを伝えるようにすることが大事です。

つまり、原因解明＝問題解決＝苦悩除去という単純な図式（患者はこうした幻想をいだきやすい）を〈原因がわかってくると、それを踏まえて自分の問題にどう向かっていけばいいか考えやすくはなるが、それが即問題解決とはならない場合もある〉という考えに変化させることが重要です。これは「原因がわかったのに何故治らないのか」といった困惑の状態に患者を陥らせないための一つの予防とも言えます。

このような準備をした後、患者と共に原因探求（物語の再構成）の旅に入るわけですが、いきなり〈病気の原因は何だと思いますか？〉と聞いていくのは、患者にとっては負担が重いように思われます。というのは患者は原因がわからないから来ているわけで、原因を教えてくれといっても難しいことが多いのです。しかしながら、患者の協力がないと、原因探求はできません。真の原因を知っているのはやはり患者だけであって、治療者は患者の自己探求を助けてあげることしかできないのです。

それでは、どうしたらいいのでしょう。筆者は、この時〈原因は何かと聞かれても答えにくいと思います。でも間違ってもいいですから、何でも思いつくことがありませんか？〉というような聞き方をします。このほうが〈原因は何ですか？〉よりも、患者に圧迫感を与えないですむからです（いきなり問い詰めるような形をとるより、「ふわり質問」やそっと撫でるような「羽衣質問」が望ましい)。

患者が何も思いつかなかったら、病状が始まる前後のその人の生活状況、対人関係などを聞いていき、その時の心理状態を探りながら〈このことは、発病と関係がありそうですか?〉と聞いていけばいいのです。

このように原因探求の場合は、まず患者の話を聞く、そしてなかなか原因についての話が出てこなければ、こちらが良質の質問をしていくといった具合で進めていくのが望ましいと思われます。

また、話を聞いている中で、治療者のほうが、どうもこれが原因ではないかという考えが湧いてきて、しかも患者が自力で気付くのは難しいと考えた場合〈私はこういうことが原因だと思いますが、あなたはどう思いますか?〉と聞いて、患者から何か引き出すのもいいかもしれません。この場合、肯定的な答えでも否定的な答えでも無反応でも、全てに意味が出てきます。

患者自身が自力で原因に気付くほうが自分の力になりやすいのですが、それはなかなか難しく、治療者はその気付きを助ける程度の役をしていくのがいいと思われます。以下、事例でもって原因探求の一例を示します。

事例F　原因探究に対する具体的応答例（事例Fの母親面接）

Fは、大学入学後、それまでにもあった「周りが気になる」というのが段々ひどくなり、しばらくすると、被害妄想・幻聴がひどくなって自室に閉じこもってしまい、学校はおろか外出もできません。

心配した両親は、早速ある大学病院の精神科を受診したのですが、診察後薬を出され、両親は別室に呼ばれて「息子さんは統合失調症です」と言われ大変なショックを受けてしまいました。

その後、薬を飲んだFは、幻聴・妄想は鎮まったのですが、あまり元気が出て来ず学校にも行こうとしません。うるさく言うと喧嘩になるだけで改善しません。思い余った母が「なかなか治らないんですが、どうしたらいいんでしょうか？」と治療者に聞いても「とにかく、服薬を続けて様子を見てください」ということでした。原因を聞いても「はっきりわかりません」とのことでした。

仕方がないので、別の総合病院へ行って同じような質問をしても、帰ってくる答えは同じです。思い切って「私の育て方が悪かったのでしょうか」と聞いても、「本にそんなことは書いてありますが、それは関係ありません。妙な罪悪感を持たないほうがいいです」とのことです。

そう言われてもあまり改善して来ないので、違う病院に行くと「薬が効きにくいタイプかもしれません」と言われ、ますます落ち込んでいきました。

そんな時、母親は筆者のもとへやってきました。ひとしきり、今までの事情を話した後、

母　親　「先生、一体、何でこんな風になったのでしょう。原因を教えてください」

治療者　〈それは一番知りたい質問ですよね。だから、その質問は当然ですが、もう少し正確に有益にその質問に答えたいので、どういう目的でその質問をされたのでしょうか？〉

母　親　「どういう目的と言われても……」

治療者　〈例えば、原因を知って、親の接し方を知りたいとか、というのはないですか？〉

母　親　「そう言われれば、そんな気がします」

治療者　〈それから、息子さんの育て方に罪悪感を持っていますか？〉
母　親　「それはもちろん」
治療者　〈それが気になって、本当のところはどうなったのか知りたいということですか？〉
母　親　「そういえば一番それが大きいのかしら」
治療者　〈そうすると、お母さんの一番聞きたい点はどんな点ですか？〉
母　親　「やはり、私の育て方です。干渉し過ぎたんです」
治療者　〈干渉し過ぎというとどんな点ですか？〉
母　親　「……うーん、そう言われると何だったのかしら」
治療者　〈例えば、息子さんが何かほしいという前に先回りして与えていたとか？　また何かするとき『これどうかしら？』と聞くより『こうしたら』と命令的に言っていたとかがありましたか？〉
母　親　「そう言われたら本当にそうでした。やっぱり私の育て方のまずさが原因なんですね」
治療者　〈そう早決めしないで、今の育て方は親なら普通にそうしている場合もあると思いますよ。そういう人の子供は全部発病しているんですか？〉
母　親　「いや、そんなことは」
治療者　〈だから、育て方が原因と決めつけるわけにはいきません。ただ、もし、これからだとどう接したいですか？〉
母　親　「ええ、前のやり方はしないで……」
治療者　〈具体的にどうするんですか？〉

母　親　「そう言われても浮かんできません」
治療者　〈本人の自主性をこんどは大事にしたいですか？〉
母　親　「そうですが、具体的にどうしたらいいですか？」

この後、朝なかなか起きない場合、「大丈夫、具合どう」と言ってあまり干渉せず、本人に任せること、本人が何か言ってきたことはよく聞くこと、どうするのかは本人に決めるようにさせること、決められないときはいくつか意見を出して本人に考えさせるようにすることなどをしていくと、段々よくなり、外出したりできるようになってきました。

本人は筆者のところへ転院してきて、本人の不安や希望に波長を合わせ、今後どうするかについて共同作業をしていくと、また復学できるようになってきて、友達もでき、無事大学を卒業でき、就職もできました。地味ながら黙々と働いているようです。

そのころ、母親に〈あの時の罪悪感はどうなりましたか〉と聞くと、「今はもう気になりません。先生の言うように過去の失敗を将来の反省につなげていけばいいんですから」とのことです。

【事例Fの解説】

心の病、特に重い統合失調症の場合など、しばしば母親は自分の育て方が悪かったのでは、自分が原因である、という罪悪感に悩まされます。だいたい専門家ですら、「家族が原因」とか「母原病」とかひどいことを言っていた時期がありますから。

この罪悪感に対しては、単に「育て方は関係ありません」というだけでは不十分なことが多いようです。

やはり、母親の罪悪感をじっくり聞き、質問形で母親に考えてもらい、なかなか表現できないところは助けてあげ、その罪悪感や育て方について徐々に明確化を図っていきます。

そして、その上でその罪悪感をどう生かすか、どう償うのか、というところで「将来どうすればいいのか」という点につなげばいいのです。そしてそれが生かされていくところで母親の罪悪感が減っていくのです。いずれにせよ、家族の罪悪感への対処は簡単にはいかないと思っておいたほうがいいでしょう。

原因探求の場合は、それがいかに今後の役に立つのかについて、常に考えておく必要があるのです。

(5)「治りますか?」という質問にどう答えるか

ⓐ 患者の一番聞きたい質問

病名・原因より患者や家族が一番知りたがっているのは、「果たして、この（心の）病気、統合失調症は治るんだろうか」ということです。患者・家族は結局これを聞きたいわけです。

また、この「治りますか?」という質問は「いつ頃治りますか?」「どのくらいかかりますか?」「将来どうなりますか?」「治療法はどんなものがあるんですか?」「（治るためには）どうしたらいいんですか?」という質問へも展開していくと思われます。ただ、この問いの切実さと答えることの困難さは、前記三問と同等かそれ以上に難しいということを、お断りしておきます。

ⓑ「治る」とはどういうことか

「治りますか」という質問に答える難しさの第一は、何といっても、治癒像が多様で不明確だからです。そもそも「治る」ということを巡って様々な意見があります。

心の病や統合失調症の治癒像に関しては、諸家によっていろいろな説があり、日常臨床や事例検討会においても、ある治療者は「治った」と言い、別の治療者は「治っていない」と言い、議論が分かれることが、しばしばあります。治療者同士だけでなく、治療者と患者・家族の間でも「治っている」「治っていない」を巡って意見が食い違うことが多いのです。

この治癒像というものを深く追求しだすと、はっきりしなくなってくることを、しばしば経験します。まず「『治った』とはどういうことなのか？」ということからして、はっきりしないというのが筆者の印象です。

ただ、いくら不明確といっても、ある程度の目安がないと、治療そのものが進まないので、筆者がとりあえず念頭に置いている三つの治癒像を挙げておきます。

①一つは、辻悟[17]の言う治療精神医学の観点から見た治癒像です。

第一に「自分の体験に、自分が人間であること、あるいはありえることの証を見られる状態」を指します（患者は、自分の体験を異常と考え、自分自身を異常な人間になったという異常意識・脱落意識を抱きやすいので、こうした意識からの脱却が、一つの治癒状態なのである。ただ、これは症状の全貌的理解が条件になるので簡単ではない）。

第二には、「普通の人間でありえるための自己検討力を手に入れている状態」を指します（病気の状態では、この人間であるための最低必要条件である思考・検討能力が低下している）。

第三には「必要な決心と実行を手に入れている状態」を指します（病的に追い詰められている状態では、こうした決断や実行ができない状態になっている）。
②二つ目は、「病気というのは、苦悩や不安や葛藤といった苦を受け止めかねている状態である」と既述したことからいけば、治癒とは「（こうした）苦を受け止められている状態」を指すと思われます。
③三つ目として、もう少し細かく具体的なものを挙げてみます。それは、
• 症状の軽減・消失
• 社会生活や日常生活（仕事、家事、学業など）が可能になる
• 対人関係が可能になる
• 自覚（自己や周囲等に対する気付き）が十分である
• 心のやすらぎが得られている。現状に満足しており、今の自分を肯定できているといったことで、これは比較的一般的な治癒像だと思われます。
これらの治癒像を見ると、例えば「普通とはどういうことか？」とか「必要なとはどういうことか？」とか「可能、十分、満足とはいったいどういうことで、どの程度をいうのか？」というような疑問が湧いて来ます。それに答えようとすると限りなく複雑なところにまで連れていかれ、結局よくわからないという結論しかないように思われます。
筆者なりに考えたことは、治癒像というのは、それなりの基準がありまたそれは必要なものだが、

実際のところはかなり多彩でかつ不明確なものだということです。ただ、その多様さの底に何らかの共通のものが流れているように思われ、その感覚をつかんでおくことは大切です。

ⓒ 完全な治癒は理想型

もう一つ大事なことは、今述べた治癒像を、常時、完全にかつ永続的に満たすのは、不可能に近いということです（神や仏なら可能であろう。しかしギリシア神話の神々を見ていると、随分と煩悩に左右されており、神ですら健康と言い難いところもあるが）。

例えば、第一の治癒状態ですが、人間は嫌な体験や苦痛に出会うと、これを異常なものと見做したがる傾向があります。そして、異常な体験をしている自分は異常な人間になってしまったという異常意識にとらわれるようになるのです。人間として生まれた以上、嫌な体験は避けられませんから、いつも異常意識を持たされる可能性はあるのです。

また、いつもいつも正しい自己検討や決断ができるとは限らないし、苦悩を受け止めかねることもあります。

症状の多くは、人間のある種の傾向や弱点の積み重なりの結果です。例えば、強迫症状なぞは、その背景をなす心配や気がかりを受け止められないという人間の弱点が強くなったものです。人間に弱点がなくならない以上、症状を持つ可能性は常にあります。もっと身近な例では、不眠が挙げられます。不眠の原因の一つとして、不安や悩みを受け止め切れず、夜中にまでそれを持ち越し、脳を興奮させてしまうことがあります。（治療者が健常者かどうかは別にして）患者を担当する治療者自身が、不眠に悩まされ、安定剤や睡眠導入剤のお世話になっていることが多いというのは、よく知られた事実です。治療者が、いかに激しいストレスにさらされているか理解していただける方なら、この事実はすっと受け入れられるでしょう。

したがって、完治（完全な治癒）とは、理想型に過ぎないのです。仮に「俺は大丈夫、どこも悪くないよ」と言っている人でも、病の種を有していることは間違いありません。時に、企業の上司から「完全に治ってから出勤させて下さい」と言われることがあります。その時の上司の方の気持ちはわかりますが、これは原理的には不可能なことです。これを言い出すと、誰も出勤できなくなります。したがって、上司とは「治る」ということを巡って話し合いが持たれることが多くなり、最後には、「出勤に差し支えない程度に治っていればいい」という結論を共有することになります。

健常者といえども、弱点や病気の部分を有していたり、逆にかなり病的な状態を持っている人でも、それなりに自己検討したり、生活できたりしている場合もあり、完全に病的というのではなく健全な部分も有しているものです。

人間の心身は、健康な部分と病的な部分からなり、病的な部分がある線（はっきりしたものではないが）を越えると、病気というように見做されると考えればいいでしょう。

ⓓ 統合失調症だけでなく人間一般が永遠の寛解状態である

統合失調症の予後には完治はなく、完全寛解（症状消失）、不完全寛解（症状はあっても社会生活可能）、軽快、未治というように分かれているとされています（寛解とは、「症状が一時的に継続的に軽減した状態」を指す）。「寛解はあっても完治はない」、とよく言われることで、これは相当、患者・家族の重しになっています。人間には必ず弱点や不完全な点があります。統合失調症、うつ病、神経症に限らず、一般の人間も常に「永遠の寛解状態」にあるといえるのです。統合失調症初発の可能性は誰にでもあるのです。

ⓔ 終結はなく、良き別れしかない

それでは、治療の終結は一体どういうことになるのでしょうか？　それは「ある程度、患者・治療者双方とも納得した形で治療目標が達成されて、患者がもう治療者を必要としなくなった時」と言えるでしょう。しかし、将来いつまた病的状態になるかもしれないし、いつ治療者が必要になるかもしれないので、完全な終結というのはありえず、治療には出会いと別れしかないように思われます。治療者はできるだけより良い別れ（困った時、手に余った時は、いつでも相談できる信頼関係が確立した状態）ができるよう働きかけを組んでおくことが大切になってくるのです。統合失調症症状体験者は、再発に気付かないか、気付いても適切な対処ができないことが多いので、いつでも行ける治療関係を含んだ別れがいいでしょう。

ⓕ 治癒段階の例（完治は理想でも、治癒段階の上昇はありえる）

完治がありえなくても、病的部分にかなり圧倒されている状態から、完治に近いような健康状態にまで近付きたいのが、患者・家族をはじめ人間一般の願いです。わかりやすく言えば、治癒段階、健

康回復段階を上昇させたいし、また現在の健康段階を維持したいと、人間は考えるということです。

では、治癒にはどんなものがあるかというと、残念ながら一定のものはありません。それこそ、千差万別です。しかし、ある程度の目安がないわけではないので、統合失調症の例を挙げておきます。

これは統合失調症状態がとてもひどかった（重度の錯乱状態で入院した）事例です。この方の治癒段階は、

①精神病院の保護室に隔離されている状態
②保護室から閉鎖病棟に出られた段階
③同伴での外出が可能になった段階
④外泊や単独での外出が可能になった段階
⑤開放病棟に移れた段階
⑥デイ・ケアや作業療法に行ける段階
⑦単独での外泊が重ねられ、家での生活ができる段階
⑧退院できる段階
⑨退院後、仕事ができる段階
⑩結婚できる段階
⑪薬を止められる段階
⑫治療者と別れてもいい段階

というようなものです。もちろん、他の方で別の要素が入ったり、順番が逆になったりするものも

あるので、これだけにとらわれてはいけません。また、実際の統合失調症の治療はなかなか大変で、前進しているとはいえ、⑧か⑨までの段階で止まっている人が多いという実情を報告せざるをえません。ただ、もちろん、⑩、⑪、⑫を実現している方もいますが、その上昇は、治療者・本人・家族の悲願でもあります。

結局、治るとは「治癒段階の上昇」であると同時に、個々の治療目標の達成の積み重ねと言えます。

ⓖ 治るかどうか（治癒段階を上げるかどうか）を左右するもの

健常者でも患者でも完治はありえないと述べましたが、そうであっても、治癒段階を少しでも上げ、個々の治療目標を達成し、せめて「(不完全ではあるが) 健常者並みの治癒」(例えば、ある程度症状が軽減し、苦悩や不安が受け止められ、ほどほどに社会生活ができ、まあまあ自分が肯定できるといった状態）に近づきたいのが、患者・家族の切実な願いでしょう。治癒段階が上昇するかどうか（治るかどうか）を左右するのは様々な要因がありますが、その主なものを挙げてみます。

ⓗ 自覚と治療意欲と持続性がポイント（四者要因と運・縁）

治った（治癒段階が上昇した）例を考えると、自分の問題点を自覚し、それを改善しようとする治療意欲を持ち、治療中に起こる多くの困難にも負けずに、治療を維持し続けた患者は治りが早いと言えます。

また、治療者のほうも、的確に患者の問題を見抜き、患者に適切な助言を与え、患者がもうだめだと絶望しかかってもそれを支え、治療中の困難（患者が自覚や治療意欲を持てなくなったり、治療に反するような言動をしたりすること）に対しても適切に対応し、最後までできるだけの責任を持ち続けるならば、やはり治療への道は開かれていると思われます。

家族のほうも、患者を理解し、治療という困難な作業に向かう患者を支え、評価すべきところは評価し、叱るべきところは叱るといった適切な対応をし、暖かい雰囲気でもってしかも本人の自立を促進し、さらに治療者とも協力し合うとなれば、治療は一層進みます。

患者を取り巻く社会環境も、治療を左右する要因になります。例えば、患者に合った職場が見つかるとか、職場の上司が良く理解してくれる人であるとか、あるいは良き友達や恋人に出会えるとか、要するに患者本人に自信と生きる勇気を与えてくれるような出会いや出来事があれば、治療を促進すると思われます。

逆に、患者が自覚や治療意欲を持てず、治療にも活動にも熱心になれず、治療者のほうも患者の問題が把握できず、治療中の困難に負けて投げ出してしまったりし、家族も本人を理解せず、絶えず患者を否定的に考えたり、または患者に無関心になり過ぎてしまったり、さらに社会的に恵まれず不幸な出来事や出会いが多かったりすると、なかなか治療は進まないし、治らないまま治療から脱落するといった不幸な事態になるでしょう。

したがって、治るかどうかは、基本的には患者次第ですが、それ以外に治療者や家族や社会の要因も大きいということが言えます。したがって、治療の行方を左右するのは、この四者の要因が大きいという気がします。もちろん、これだけではなく、これらの四者要因を含みかつそれらを越えた何か運や縁といったものも左右しているかもしれません。したがって、神仏に祈って、なるべく良運や良縁を引き出そうとされる患者・家族の方もいるでしょう。それはそれで決して悪いことではないが、その時大事なことは神仏に祈ると同時に自分自身の努力も怠ってはならないということです。「神は自ら助くるものを助く」という言葉があるように、やはり自分で自分を助けよう、または自分を変えていこうとする人ほど神様や仏様も助けやすいのです。真の仏教が「現世利益」よりも「人間的成長」に重点を置くのは、こうした理由によります。

他には、身体的要因や年齢的要因が治療を左右します。

ⓘ 患者の治癒力を引き出すもの

治るかどうかは患者次第だとすると、患者自身が治療意欲を持ち（あるいは持ち続け）、良好な治療関係を形成・維持し、自分を変えるための活動や他者との協力を営むといった、治るのにプラスになる力（自己治癒力と呼んでいいでしょう）が引き出されるかどうかは何にかかっているのでしょうか？

患者は病状が悪いときには、自覚も治療意欲も持てず、良好な人間関係や社会活動ができなくなっています。肝心の自覚や治療意欲がなければ治りません。

このことに関して、筆者は、「（自覚や治療意欲といった）自己治癒力は、基本的には全ての人々（健常者でも患者でも）に備わっているが、病的状態にある場合には、それらが隠れてしまっているか、未開発の状態にある」と考えています。この自己治癒力は、健全さを求め維持する力、困難や弱さに負けない力、成長しようとする力、やすらぎや悟りを求める力とも言い換えることができますし、宗教的にいえば誰にも備わっている仏性[19]や霊性とも言えます。治療とは、まさに自己治癒力や仏性の開発だと言ってもいいのです。仏陀は、仏性を、泥の中の宝物や、植物の種子・芽・花に喩えていたと筆者は記憶していますが、まさに、患者も治療者も共同して泥を取り除き、蓮の花が開花していくのが、治癒への道であると思われます。

ⓙ 治癒力の促進と妨害

この自己治癒力の開発を促進、あるいは妨害するものは何でしょうか。これも無数の要因があって、厳密に言えば運と縁によるとしかいいようがないようです。この場合、患者本人が、自己治癒力や、それを開発する良運や良縁を引き出していけばいいのですが、患者さんは悪化しているときほど、すぐあきらめてしまったり、やけになったりして、自己治癒力の開発を放棄してしまいやすいものです。また患者のそばにいる家族も疲れ果てたりしてあきらめてしまいやすいのです。

また治療が困難になってくると、治療者のほうもあきらめてしまいやすくなりますが、一番あきらめてはいけない責任を有しているのは治療者なのです。治療者が最後まであきらめなかった結果、治療が前進している例は多く見られます。ですから、治療の四者要因の一者として、治療者は重大な役割を果たすのです。

それでは、現実には自己治癒力の開発はどんなありさまなのでしょうか？　筆者の経験や精神医療の現状で言うと、かなり自己治癒力が開発された例から、まあまあの程度に開発される場合、少し開発された例、開発が停滞している例までいろいろな治癒段階があります。

結局「治る（治癒段階がかなり上昇する）ものもいるし、治らない（治癒段階があまり上昇しない）ものもいるし、その中間あたりのものもいるし、多くの場合がある」ということに落ち着きそうなのですが、この治癒力が未開発な例を丹念に振り返ってみると、いろいろなところで工夫の余地があったということです。ですから、治療者のみならず、患者・家族も互いに試行錯誤を繰り返すなかで、昔に比べれば、徐々に自己治癒力の開発が進歩してきていると言えそうです。

結論としては「原理的には、自己治癒力が開発される（治癒段階が上昇する）可能性があるので、それを目指して患者・家族・治療者は努力していきましょう」ということになります。ただ「この自己治癒力の開発がどこまでいくかは、あるいはどれくらいかかるかは、無数の要因が作用するので、厳密なことはわからない」となるのが実情です。また反対に、「なかなか、治療が進まずに停滞したときは、自己治癒力の開発を妨げている要因を探っていきましょう」ということになります。

ⓚ 治癒力開発の主役は本人（苦の移し替えに注意）

こういう言い方をした時、気をつけねばならないのは、患者自身が別に努力しなくても「必ず自己治癒力が引き出されて、治っていくのだ」と考えてしまうことです。苦を相手に移し替える投影同一化の傾向や、相手を理想化する傾向を持った境界例的特徴を持つ統合失調症の患者・家族では、特に気を付けなければいけません。もちろん、患者が何もしなくて治るわけはないのであって、治るためには、患者は患者の責任、家族は家族の責任、治療者は治療者の責任を果たさなければなりません。

治療は、まさに共同作業なのです。そして、治療者はまた、各々の果たすべき責任がどのようなものであるかをわかっておく必要があります。

さて、繰り返し述べてきた結論を述べると「患者は治る可能性を持ってはいるが、それが開発されるのは結構苦労が多いこと、しかしその苦労を引き受けながら治療活動を続けていくと前進していく例が結構ある（全部ではないが）ということ、治癒力開発の基本的責任は本人にあるが、治療者はそれを引き出す責任を有し、家族・関係者等の動きも、治癒力開発・治癒段階上昇に大きくかかわる」ということになるのです。

① 治療促進要因

それでは、肝心の治療促進要因とは何でしょうか。それはごくごく当たり前のことです。すなわち有益な話し合いの継続（役に立つ通院・カウンセリング）、心身の健康にいい生活、運動とリラクセーション、人生を楽しむ、マイペースと他者合わせペースを調和させる、無理をしない、活動と休息の適度なバランス、希望と諦めをほどほどに持っておく、思うように行かなくても構わないと覚悟する、思うように行かないつらさを持ちながら適切な行動をして不適切な行動を控える、一瞬一瞬を大事にする、などです。

これらは、治療要因であると同時に治療目標でもあります。

ⓜ「治りますか」質問に対する応答の実際

実際の「治りますか」質問への対応ですが、先の三つの質問（病気、病名、原因）に対してと同じく定型的答えはありません。ただ、参考までに例えばどうするかを挙げておきます。

①相手の質問に対する尊重

②相手の考えている「治癒イメージ」を聞く（「あなたの感じている治るというイメージを聞かせてもらえるとありがたいのですが」）

③相手が答えやすいように質問を工夫する（患者が「全然イメージが湧かない」と言えば「楽になりたいんでしょうか」「症状が減ればいいんでしょうか」「対人関係の改善と就労とどちらを優先されますか」といった形で、治療者が提示した形の選択型質問にしてあげると答えやすい）

④相手の望んでいる治癒イメージや治療目標を明確化する作業（「楽になるとは例えばどういうことですか」）

⑤相手が治療目標を明確にできない場合の対応（「治療目標を明確にすること自身を目標にするのは如何ですか？　ただ、それまで身体だけは大事にしておいてください」）

⑥現実的治療目標の共有（入口が出口を決定するほど重要な作業である。ここで、不安やうつや症状が消失するといった幻想的治療目標ではなく、それらを受け止めるという現実的治療目標を設定することが大事）

⑦「治るかどうか」気になる理由を聞く（相手の誤解・偏見の修正）

⑧治癒段階上昇の可能性についての説明

⑨治癒段階上昇の説明に関する注意（安易な治癒幻想に注意）

ⓝ「いつ治りますか」質問にどう答えるか

患者や家族は、治るかどうかを知りたいだけではなく、いつ治るかということも是非知りたがっている。この応答にもマニュアルはありませんが、強いて挙げるとすれば、下記のようになります。

①相手の願望の切実さを汲みとる
②治る時期を知りたい理由を聞く
③相手に治療期間のイメージを聞く
④治療期間の見通しを告げるほうがいい場合（統合失調症状態を体験した場合、相手が受け止められ、それを今後の予防や治療につなげてくれるのなら、正直に最近の情報を告げるのも一つの手である。例えば、寛解二五％、不完全寛解二五％、軽快二五％、未治・その他二五％、といった事実を挙げ、それを一緒に考えるのもいいでしょう。しかし、ここでいう寛解は私の感覚では一般の治癒状態と同じことだと伝えておきますが）
⑤こういうことを告げた後、より良い状態を継続したり、望ましい状態を目指すのは四者の努力にかかっている

この質問も、他のそれと比べてケースバイケースであり、臨機応変に対応するのが一番いいと思われます。

6　再発の予防について

(1) 再発は防いだほうがいいが治療のプラスになる場合もある

見通しや治療の問題に欠かせない重要な点は、再発の予防、ないしは再発の治療的利用といったことです。

統合失調症患者は概して、そのもともとの脆弱性（特に内省・客観的思考・間接化が弱い点）や病前性格もあって、少しのストレスでも一般の人と比べて再発しやすいといわれています。特に初発の際の病的体験の整理や内省、予防の心構えがあまりないと再発の頻度は高くなるようです。

再発は一言で言えば防いだほうがいいです。再発によって脱落意識が強まり、生きる意欲を失いがちになるからです。

しかし、再発によってかえって自分の問題点に一層気付いて、成長したり治療的に好ましい状態になる場合もありますので、再発したからといって落胆ばかりしているわけにはいきません。

再発に関する治療的働きかけは、①再発の予防　②再発による悪化の阻止　③再発後の働きかけ、といったことになると思われますが、このうちの①と②は重なるところが多いので、再発予防という形で、一括して述べます。

(2) 再発の予防

ⓐ 細かい観察が必要

統合失調症患者は、その心的脆弱性のために、ちょっとした要因（健常者だと耐えられる）で、再発しやすいのです。また、その再発の程度が強く、入院や失職、離婚等といった深刻な事態を引き起こしやすいです。さらに、自覚や治療意欲の乏しさゆえに、再発予防や悪化の阻止といった作業が容易でないことが多いのです。治療者は、以上の点を念頭に置きながら、患者は常に再発の危険に晒されていること、再発予防にはいつも細かい観察が必要であること、ちょっとした変化でも甘く見ないこと等を覚悟しておくことが肝要です。

ⓑ 患者と治療者の予めの話し合い

初期、あるいは急性期間が収まった後、患者との間で①再発する可能性があること ②再発を起こしやすい状況と再発の兆候を伝え、それらが来た時、治療者と話し合うようにすること ③再発はつらいけれど、自分の問題点を見直し、成長するチャンスでもあるので、再発したからといってそんなに失望しなくてよいといったことを話し合います。そして、再発予防のためには、治療関係の維持が最も大切であるということを伝えておきます。

再発予防には、服薬の維持も大切です。ただ、これは患者の自覚のなさ等の問題のためにしばしば中断されやすい（これは同時に治療関係の中断にもなりやすい）のです。この問題への対処方法は、薬を巡る精神療法のところで詳述します。

患者は、状況変化や負担増大に特に弱いものです。したがって、患者の人生にとってそうメリットにならないような（たとえメリットになっても再発の可能性を含むデメリットのほうが大きいような）状況変化や負担の増大は避けねばなりません。

事例G　初診時四三歳の男性教師における再発予防例

Gの初発は三五歳の時で、幻聴、被害妄想、不眠が主症状であったが、薬物療法しか受けておらず、再発を繰り返していました。四三歳になったとき、四度目の再発で、妻は、校長から退職を迫られていました。

困った妻は、筆者に診察を頼んできました。本人とお会いしたところ、かなり意欲も感情も乏しくなっていましたが、よくよく話し合ってみると、教師への意欲はまだあるようでした。そこで〈私は生徒に対する責任を果たせますか〉ということを中心に聞くと「何とか頑張りたいと思う」と言ったので、授業能力などは何とかあるようです。

そこで、〈再発して休んだりする心配はないのか〉と聞くと自信がなさそうなので、そこで今までの初発・再発の原因を話し合いました。そうすると自分の自信のなさや、自閉的傾向のため話し相手が少ないことが、ストレスや再発の原因の一つとして浮かび上がりました。あとは印象感覚優位傾向や単相思考、パラノイア特性などもあり、それに対する内省・客観的思考・間接化の能力が未開発なようでした。

そこで、筆者は〈正直言うと教師は負担なような気がするが、それは私の意見を参考にしてあなたの決めることだ〉と相手の自主性を重んじました。

再発を防ぐ意味で、〈あなたは知的能力は優れている〉と言ったうえで〈ただ敏感過ぎてストレスを受けやすい。別に対人関係など必要最低限でいいわけだから、昼休みは昼寝するなり、本でも読んでいればいいのでは〉と告げておくと、安心したようでした。

次に、妄想や幻聴になりやすい上記の特性について話し合うと、「これから何とか気を付けたい」とのことでした。

だいぶ回復したので、校長と本人と妻と治療者で四者会談をしたところ、校長は「G先生は教師が勤まるでしょうか？」と聞いてきたので、筆者は〈私の仕事は再発を防ぎ、健康を回復・維持することです。G先生はこれまでになく、前の体験を反省されているというし、また復職の三条件（心身の一応の安定、強い就労意欲、職務上の困難を受け止められる）を満たしているようなので、私としては復職可の診断書を書かざるを得ない。教師の適性までは判断しかねます〉と応じておきました。ただ「何に気を付けたらいいか」と言われたので〈当分は勤務軽減で〉と答えておきました。

その後復職しましたが、その際ある程度の勤務軽減を行ってもらいました。これにより、以前よりもよく業務をこなせたようです。以後Gと話し合いながら、可能な限り勤務軽減と転勤の回避を実行してきたところ、ほどほどの適応が得られ、一七年間再発はなく、定年退職まで勤務でき、その後治療関係は一応終わりました。ただ、今でも時々相談に来たりされています。

事例H　初診時二四歳の独身男性

大卒後東京の会社に就職するも職場の人間関係に躓き、被害関係妄想、幻聴、不眠、興奮が出現し、退職という形で実家に帰り、筆者の元に転院してきました。症状が落ち着いてきたところで、今後のことを話し合ったところ、Hは筆者の主張（両親のもとでの勤務のほうが負担が少ない）を取り入れて、実家の近くの会社に再就職しました。

Hは人間関係が下手であっても真面目で仕事熱心だったため、仕事をまかされる量が増えてきましたが、筆者は常に、引き受けられる量の七割ぐらいにするように助言してきました。以後、負担の増大に伴い、時に関係妄想を中心にした再燃が起きるが、それは放っておくようにという指示で、一〇年間程は大きな再発に至っていません。また母親が結婚させようと焦ったりしましたが、H自身が乗り気でないため、それは負担になるから無理に勧めないようにと言っておきました。

ⓒ両事例にみる再発予防の実際

G、Hともに共通することはなるべく状況変化を避け、負担の増大も徐々にしていくということです。ただこうした方針に対して、治療者と患者が一致していればいいですが、なかなかそうはいかない時があります。

ずれが生じてくる場合が多いのは患者（特に能動型の人達）の要求が高いときです。もちろん、よく考えてみれば、状況変化や負担増大を避けた生活を指示するというのは、自分の夢や欲求を抑えて狭い範囲内で生活しなさいということになるわけですから、患者がこれに反発することがあっても何ら不思議はありません。

このずれた際に大事な点は、頭ごなしに患者の望みを批判し、再発につながるから止めなさいという態度もいけないし、かといって全面的に患者の希望に迎合するのもよくないということです。どうするかというと、まずは患者の希望を尊重すると同時に、その希望を実現していくための条件、あるいは実現に伴って増大する負担といったことを話し合うことになります。ここで、注意することですが、患者は一面的に物事を見がちで楽観的な見方しか取れないことが多いので、治療者はいろいろな角度から大丈夫かどうか質問しなければならないということです。また〈あなたの言うとおりにやった場合の最良の結果と最悪の結果はどうなりますか〉といったことを予測させ、最悪の結果が出た場合の適切な対策の検討もしておくことが大切です。

そして、こうした相互検討を繰り返していくなかで、患者に決断してもらうことになるわけです。しかし、その決断が現実から浮いていそうな時には、やはり筆者は疑問を呈し続けることにしています。この時、患者が筆者の反対を押し切って成功した場合はもちろんそれを評価するし、もし失敗したり再発したりしても「それみたことか」的な態度は見せずに、一緒に残念がり、立ち直ることと、今度はもう少しうまくやれるようその失敗を反省し、その反省が生かされることを目標とするということになります。

なお、筆者は患者の決断をかなり重視しますが、患者によっては最後まで自分で決められない人もいるので、その際は筆者が決めることになります。しかし、その場合でもなるべく次回からは自分で決断できるよう育成していきます。そのほうが主体性の強化につながるからです。

それから対人関係面でもあまり負担のかからないように、また自分を守れるような姿勢を身につけるよう働きかけるのがよいでしょう。即ち適度に自己を主張したり、拒絶能力を高めること、また人との距離を近付け過ぎないようにすること、自閉的態度も時には大事であること、秘密を守ることが大事であること等の点を中心にして話し合うことです。最後に日常生活面では、就寝や起床の時間を一定にするようにといった規則正しい生活の励行を心がけます。つまり、健康優先の生活と変化の少ない生活を目指します。

(3) 再発した時の対応と再発の治療的利用

このように、再発予防を心がけていても、再燃や再発は起きてきます。この時はなるべく悪化の進行を阻止することに集中します。そのための注意点としては①再燃兆候（過敏になる、気になることやこだわりが増える、脳が興奮しやすくなる、不眠や浅眠、作業効率の低下、対人関係の障害、人の話を聞けない、怒りっぽくなる、急に新しいことをし始める等々）に早く気付く　②再発しかかっている状態であることを本人に自覚させる　③向精神薬の増量　④負担軽減や休養　⑤面接回数を増やす　⑥面接時間の工夫（短いほうが本人の負担が少なくていい場合もあるが、時には再発の原因や対策等を時間をかけて話し合うほうが安心感をもたらしていい場合もある）等があります。

そして、再発した後、気を付けていたのに何故再発してしまったのかを考えることで、自覚や内省が深まったら、再発がかえって成長のプラスになったということで、「再発の治療的利用」ができる場合もあるのです。

7 薬物療法について

(1) 統合失調症の薬物療法とは（直接的薬理効果）

この節も対話形式で進めていきます。

ⓐ 薬は必要に応じて使う

「いよいよ、統合失調症の薬物療法について説明してくれますか」

〈統合失調症に限らず、心の病での薬の存在はとても重要です。とても大切なものだから、特に慎重できめ細かい取り扱いが必要になってくるのです〉

「統合失調症では何故薬が必要なんですか」

〈薬の使い方の原則は『必要な時に必要な薬を必要なだけ使う』といったものですが、統合失調症状態では、薬が必要なことが多いので、そう言われているだけで、統合失調症があれば絶対薬を使う

という思い込みは考え直すべきですよ。統合失調症の症状を示しても薬を使わずに治った例もありますから〉

「本当ですか？　それで薬が必要な時ってどんな時なんですか」

〈それは、それぞれの薬の効果を説明しながら話していきます〉

ⓑ統合失調症に使う薬とは

「それでは、統合失調症の薬をざっと教えてください」

〈主に使われるのが、強力安定剤としての定型抗精神病薬ですが、最近は非定型抗精神病薬がよく使われます。時に抗うつ剤や穏和安定剤としての抗不安剤、睡眠導入剤、気分安定薬、抗パーキンソン薬、そして漢方薬を使うときもあります。

①抗精神病薬（定型）

Ⅰ．鎮静、緩和作用

（不安、緊張の）落ち着き、ゆとり、休息をもたらす（悪循環から良循環へ流れを変える）。

まず一番目立つのは、興奮を鎮静させ、不安や緊張を緩め、睡眠をとりやすくするといった効果です。要するに「落ち着き」や「ゆとり」や「休息」を与えるということです。ゆとりが出てきますと、

- 今まで不安や緊張のために考えられなかった状態からゆっくり物事を考えられるようになる（距離を置いて考えられる）
- 人の話を聞けなかった状態から、人の話を聞けるようになってくる

・一つのことにとらわれていた状態（幻覚、強迫観念、妄想観念、恐怖感、絶望感等にとらわれている状態）から脱出できる道が開けてくる（物事を相対的にとらえられるようになる、直接体験の間接化を助ける）

といった二次的な効果が生じます。

そうなると、自分の病気や問題点が少しずつわかってくる、家族や治療者との関係もついてくる、いろいろな可能性が考えられるということで、これがさらに不安や緊張を軽減させることになります。つまり、それまで悪循環的になっていた患者の状態に対して、流れを良循環の方向に変えていく効果があると思われます。その結果、不眠や興奮、過度の怒り、妄想、幻聴といった症状が減っていくわけです。

代表的な薬としては、ハロペリドール（商品名セレネース）、クロルプロマジン（ウィンタミン、コントミン）などがありますが、鎮静作用の程度など多種多様で、それぞれの状態に適した薬を適量使うのが望ましいです。

Ⅱ．抗うつ・賦活作用

抗精神病薬には、抗うつ作用・賦活作用もあります（特にドグマチールといった薬にそれが言えます）。

ひどく元気がなく憂うつであるといった状態の時、何とか自分で処理するなり、持ちこたえられる場合はいいですが、何ともならない場合には、薬に頼って気分を変えるということが、治療上必要になります。治療期間が長い場合には、幻覚や妄想といった派手な症状だけではなくて、ひどく落ち込み、抑うつ的になる時がよくありますので、それに対する薬物治療も必要になるのです。もっとも抑うつ状態に対しては、抗うつ剤のほうがいい場合が多いでしょうが。

また、引きこもりや「社会的エネルギー低下」「社会復帰や生活意欲の低下」、臥褥傾向（昼間から寝てばかりいる）等に対する意欲賦活作用が挙げられていますが、現時点での私の印象としては、この点に関する薬の効果はあまりないようです。もちろん、全くないと決めつけることはできませんし、今後の可能性に期待したいとは思いますが、今のところ、こうした引きこもりや活動低下に対しては、デイ・ケアや作業療法といったリハビリテーション活動が一番有効なようです。

②非定型抗精神病薬

定型抗精神病薬は一時よく使われましたが、様々な副作用｛主に神経筋肉・運動系のパーキンソン症状（動作緩慢、ふるえ）、アカシジア（静座不能症）、ジストニア（筋肉硬直）、遅発性ジスキネジア（口唇などの不随意運動）｝があったので、次第にそういう副作用の少ない非定型抗精神病薬が開発され使用されるようになりました。今では、統合失調症治療の第一選択薬とされています。

非定型抗精神病薬は、作用によって三つに分けられます。

・ＳＤＡ（セロトニン・ドーパミン拮抗薬）

ドーパミンをブロックし冷静さを取り戻させるだけでなく、セロトニンの受容体もブロックすることで、運動系の副作用を出にくくします。これには、リスペリドン（リスパダール）、バリペリドン（インヴェガ）ペロスピン（ルーラン）、ブロナンセリン（ロナセン）があります。主に幻覚や妄想に効果があり、冷静さや間接化を回復・増強してくれるようです。

・MARTA（多元受容体作用抗精神病薬）

ドーパミンやセロトニンだけでなく、アセチルコリン、ヒスタミン、ノルアドレナリンなど、多くの神経伝達物質の受容体をブロックします。この薬は、SDAよりさらに運動系の副作用が少ないのですが、糖尿病や肥満など代謝系の副作用が多くなります。これには、オランザピン（ジプレキサ）、クエチアピン（セロクエル）、クロザピン（クロゾリル）といったものがあります。これは幻覚・妄想だけでなく、鎮静・催眠に効果があります。

・DSS（ドーパミン系安定薬）

ドーパミン受容体に作用して、ドーパミンが過剰になっているところでブロックし逆にドーパミンが少ないところでは作用を強めます。だから安定薬と呼ばれるのです。これにはアリピプラゾール（エビリファイ）があります。気分安定だけでなく、抗うつ効果もあります。

③その他の薬

統合失調症も人間の危機の一つのありようですから、当然不安になったり、うつになったり、眠れなくなったり、気分が変調したりします。

したがって、普通の理解できそうな不安には抗不安剤、憂うつな時には抗うつ剤、うつになったり躁になったり気分変調がひどい時には気分安定薬（リチウム、パルプロ酸ナトリウムなど）、眠れないときには睡眠導入剤、体の元気がない時なぞ、時に漢方薬など、多くの種類の薬が使われます。

こういう点から考えても、統合失調症は部分的な病気ではなく、心・脳・人体全体にわたる疾病と言えそうです。

大事な点は、薬は冷静にさせて自分を見つめてもらうといった内省・客観的思考・間接化の能力を助けることにつながるということを忘れてはなりません〉

(2) 間接的な薬の効果（薬を巡る話し合い）

〈以上が、薬の直接的な効果ですが、薬はそれを巡って患者家族と病気についていろいろ話し会えるといった間接的な効果もあります。私としては、その間接的効果のほうが大きいという気がします。例えば、患者さんは、薬に対して様々な反応を示します。投薬の提案に対して、すっと受け入れる人もいれば、ためらいや抵抗を示す人もいるし、様々です。もし、ためらったりした場合には、その理由を聞いていくと、いろいろなこと（病気に対する理解がなかったりとか、病院や医者に対して恐怖心を持っていたりとか）がわかってきます。そんな時、それらを話し合えば、両者の理解は深まり、それは即治療効果となっていくわけです。

このような、自分の状態や自分自身に関する自覚・理解、抵抗・不安・恐怖の軽減、信頼感の高まりなどは、抗精神病薬に限らず、抗不安剤や抗うつ剤の場合でもありえるので、どの薬でも間接的薬理効果を有していると言えます〉

「わかりました。でも、副作用もあるんでしょ？」

〈副作用は、薬に限らず、精神療法やカウンセリング、グループ療法等どんな治療においても必ず生じると考えておいたほうがいいでしょう。特に短期間で強力な作用を持つものは、副作用が強いという印象を持ちます。

一番よく起きるのは、眠気、だるさといった傾眠作用、「めまい、ふらつき」「口渇、鼻閉」「便秘」といった自律神経系の副作用、「ふるえ、筋硬直」といった錐体外路症状、じっとしていられないといった静座不能症等でしょう。そして、それ以外に、食欲の異常、皮膚症状や眼症状もあります。また、長期間の投与になると、肝臓障害、血液・造血障害、心臓循環系障害の出てくる可能性があります。また、肥満になったり、生理不順になったりする時もあります。

以上が、薬の主な身体的副作用ですが、精神面にも副作用が出てくるときがあります。それは、患者さんの言葉を借りれば「頭が働かなくなった」「意欲ややる気がなくなってきた」（抗うつ作用とは逆の作用も出てくるので本当に複雑です）「何か感情が湧いてこない」という形で出てくる「精神エネルギーの低下」といった現象です。これは、情動の興奮を抑制し過ぎた時に、起きてくるようです。また、稀ですが、逆に興奮させ過ぎて錯乱状態をきたす場合もあります。

それからこれは、副作用といえるかどうかわかりませんが、薬で一応よくなった患者さんが、『薬によって自分が変えられてしまった』と訴えることがあります。これは、患者さんの立場に立てば、

よくわかる訴えです。というのは、できれば自分の力で治っていきたいと思われるからです〉
「こんなに副作用があると、抗不安剤や抗うつ剤以上に、薬を飲ませるのが怖くなってきました」
〈そうですね。それでは、もう患者さんに服薬を中止させますか？〉
「いや、飲まなくなったりしたら、悪くなるかもしれませんし、それに状態がとても悪い時には薬が必要なように思うんですけど」

(4) 薬を出すときの工夫

〈そこが、とってもつらいところですね。薬を飲むのは怖いしつらい、しかし飲まないのも悪化するのでつらいといったジレンマに追い込まれるのです。このジレンマは、病状が重くなってくればくるほど強くなってきて、家族の方の苦悩が増して来ると思われますが、実はこうした苦悩を一番強く感じているのは、実際に薬を飲む当の患者本人なのです（患者さん自身が、そのことをストレートに表現するかどうかは、別ですが）。そして、こうしたことは、薬を出す側である治療者の悩みでもあるのです。

そこで、なるべく、薬の効果を引き出し、その害を少なくするといったことが大事になってきます。それについての工夫は以下のようです。

①病状に応じた適切な薬、さらに適当な量を処方する。

②薬の種類（多くの場合、名前を教えておく。そのほうが治療しやすい）や性質（状態に応じて

くれる薬」「冷静に考えるのを助けてくれる薬」「(脳や心の)疲れをいやす薬」といった言い方で薬の説明をする)を説明しておく。

③服薬に対して、患者、家族の合意を得ておく(合意ができていないと薬への不信感が高まり、それだけ薬の効果が減ってしまい、副作用も増してくる。合意ができていると、できていない場合に比べてより少量で効果が上がり、したがって副作用も少なくてすむようである)。

④服薬した後の、効果や副作用(飲みごこち)について患者、家族に聞いてみる(もし効果よりも副作用のほうが強かったり、またその副作用が患者さんにとって苦痛なものであったりする場合、もしくは重大な副作用の場合は、薬の中止、減量、他の薬剤への変更、副作用を止める薬の処方などを考える。だから服薬した後の患者さんの「薬の飲みごこち」を聞くことはとても重要である)。

⑤長期投与の場合は常に副作用が起きていないかどうかに気を配り、定期的に(例えば半年に一回ほど)血液検査などを施行する(たとえ、副作用が出ていなくても)。

以上が注意をしている主な点ですが、その他に重要な点をつけ加えておきます。それは副作用といっても、そんなにしょっちゅうあるわけではありませんので(例えば、薬剤性肝障害は、ある文献によれば四・六〜九%で、これはその原因となる薬の中止で改善します)、いたずらに副作用を恐れて、服薬が必要であるにもかかわらず、薬を拒否してしまうことのないようにということです。逆にまるっきり安心しきって飲み続けるのも問題ですが〉

(5) 抗精神病薬の処方の実際

ⓐ 自覚がなく拒否する患者に対して

「それでは、どんなふうにして適切な薬が決められていくんでしょうか？　またどんなふうにして適量が決まっていくんでしょうか？」

〈これは、とっても大事なことですが、同時に大変な難問です。これに答えるためには、まず薬の処方以前に診察をどうするかを述べる必要があると思われます。

通常、精神科を訪れる患者さんは、自分から積極的に治療を求めて来るグループと、家族に連れて来られたグループに分かれると思われます（もちろん、実際はそう単純ではなく、この中間の場合とか両方の性質をもった場合があったりしますが）。精神病の場合は、後者のほうが多いでしょうし問題も大きいのでそちらから述べます。

連れて来られた場合には、患者さんは「連れて来られたこと」や精神科に対して、恐怖感や不信感、拒否感、怒りといった感情をもっている場合が多いですから、まずその感情を汲むことから始めます。

次いで、家族が本人を連れて来た理由の検討に入ります。この時、なるべく本人から聞くようにします（本人は、具合の悪い時には、まとまって順序立てて話ができませんし、不安や拒否のために話さない場合があるので、つい家族の方が話したがるのですが、本人から話を聞くほうが、本人に自覚を持たせやすいし、本人を尊重していることを伝え易いのです。そしてこの自覚を引き出すことや本人の尊重は治療の一つでもあるのです）。もちろん、本人から聞き出すのが難しかったら、本人に断った上で家族に言ってもらいますが、それでもなるべく本人の発言を引き出すようにします。

さて、家族の連れて来た理由が、例えば「最近、うちの息子（患者本人）が『周りから悪口を言われている。悪い噂を流されている。パトカーにも見張られている』と言って、全然外へ出ないし、閉じこもったままである。ぶつぶつ独り言を言って何か聞こえているみたいだ。それに会社もしばらく前から休んでいるし」ということになったとします（症状用語で言うと、被害妄想を中心として、幻聴、独語があり、社会的不適応に陥っているとでもいえるでしょう）。

そうすると、まず私なら、本人に家族の言ったことが事実であるかどうか確かめます（実際には、この事実の認知に関してですら、家族と本人の間で食い違いが生じていることが多いのです）。

ついで、とりあえずは、話の中心である被害観念をどう思うか聞いていきます（事実の確認に続いて、起きている体験や現象の評価を聞いていくのです）。ここで、本人の反応は、いくつかに分かれます。「どうも、自分の思い過ごしかもしれない」という良い反応の返って来る場合もあれば、「狙われているのに家族は全くわかってくれない」と言って被害観念が事実であることを強行に主張する場合もあれば、沈黙してしまったり、話がそれたりする場合もあっていろいろですが、一応強行に主張する場合を取り上げます。

私は、この主張に対しては、まず『狙われていたり、悪口を流されていると大変だろう』という形で本人の恐怖感に対しての共感と『家族にわかってもらえなくてつらいね』といった本人への思いやりを伝えるようにします。

ⓑ 共同作業と脳の疲労の自覚

次いで、『この狙われているという問題を一緒に考えていかないか』と言って相互検討へと導入します。そして『狙われていたと感じだしたのはいつ頃からなのか』という形でその被害観念の歴史を聞いた上で、狙われているという結論を下した根拠を聞いていきます。たいていの場合、証拠はあげられないし、あげたとしても決定的と言えるものはありません。そこで私のほうは「あなたが被害を受けていると言うんだから、事実の可能性もあるだろうけれど、決定的証拠がないんであれば、一〇〇％事実とは言えないのではないか」と言って、意見を求めます。ここでなかなかそれを認めない患者もいますが、「はっきりしていません」と認める患者もいます。

患者が「事実かどうかはっきりしない」ということを認めたら、今度は「はっきりしていないのに何故事実だと思いこんだのか」とか「はっきりしていないのに何故狙われているという発言をしたのか」と聞いてみます。そうすると、その背後には、『悪口を言われたり、狙われていたら心配だった』という不安や危惧があることがわかります。そこで、その危惧を自分で何とかできるかと聞くと、できませんと答えることが多いですから、ここで『こうした不安や危惧を和らげる薬があるから服用してみないか』と提案するのです。『また、こんな危惧がずっと続いていてたらとても疲れてよく考えられないのでは』と言って、疲労回復や思考力回復の一助としての服薬の提案を行うのです。

ここまで、ついて来た患者さんはたいていこの提案を受け入れ、ここでようやく患者の服薬の合意を取りつけるのです〉

「薬を出す前にこれだけの作業がなされるんですね。ちょっと今の診察のやり方を要約してくれませんか?」

ⓒ服薬拒否患者への対応の要約

〈簡単に言いますと
①連れて来られた本人のつらい気持ちの受容
②受診理由の検討
③被害観念の検討
④被害観念の事実の相対的可能性を受け入れた上で、患者の絶対化を指摘する
⑤背後にある不安、危惧、精神疲労の指摘
⑥服薬の提案と本人からの合意の取りつけ
といったことになるでしょうか〉

「いつも、こんなにうまくスムースに行くんでしょうか? それにいつもこのやり方をされるんですか?」

〈いつもいつも、うまく行くとは限りません。例えば、話し合おうとしても、話に全くまとまりがなかったり、一方的に患者さんがしゃべるので対話がなり立たない場合があります。また、話は一見成立しているように見えながら、質問に対する答えがそれたりして、肝心の部分の対話が進まなくなる時があります(病気の時には人の話や質問をすごく聞きにくくなっているからだと思います)。逆に全く沈黙してしまったり、またごくわずかしか話さないので困る場合があります。さらに、妄想等

の本人の中心的問題点に関しては、巧みに話をそらしてしまい、重大なことは何も話し合えないといったことも起きます。

だから、むしろ、うまく行かない時が多いと考えておいたほうが無難だと思います。ただ、うまく行かない時は、そのうまく行かない点に焦点を当てて、話し合っていけばいいと思います。場合によっては、話を成立させない一方性やまとまりのなさが、不安や興奮や疲労の結果であることを説明し、服薬を提案する時があります。

先ほど、妄想に関して、その危惧の絶対化を取り上げましたが、それだけではなく、その発生状況や発生理由を探っていくこともとても大事です。そして、それをする中で本人は妄想の背後にある不安やつらさや動揺や葛藤を自覚でき、服薬の合意ができることもあります。

要するに、相手の状態によって、こちらの対応もそれこそ、千変万化していくと言えるでしょう〉

ⓓ薬の決め方（適剤・適量を目指して）

「それで、最初の質問に戻りますが、薬の種類の決定や、量はどんなふうに決められるんですか?」

〈今のように問題点を検討していく中で、患者さんの興奮や不安・緊張の度合いや様態、またそれらに圧倒されている程度がわかってきますので、それに応じて考えていきます。例えば、興奮がとても強い場合にはウィンタミンやヒルナミン、興奮はそう強くないが、硬直して妄想の中に取り込まれている人にはジプレキサ、セレネース、自閉の中にいる人、元気のない人にはエビリファイ、ドグマチールといったような調子です。そして量はその時の興奮や硬直化等の程度、年齢、体重、身体的疾患の有無、体力を考慮して決められます。
しかし、一番大事なのは、薬の種類や量ではなくて、何よりも問題点の探求と患者の気持ちを理解していくことにあります。そして、服薬の合意を取りつけることです。薬の種類や量についての質問に関して答える前に長々と診察内容について話したのは、そういう理由によるのです〉
「それでよくわかりました」

(6) 服薬拒否の場合

「薬を飲まない患者がいて困るという話を、家族や精神科医の先生からよく聞くんですが？」

〈そうですね。患者にあっては、服薬に応じないことも多いですね。ただ、この場合は厄介なことになったと感じる一方で、これを治療的チャンスとして生かすと考えることも重要ですね。具体的にどうするかというと『確かに薬を飲まなければならないというのは、嫌な面があるかもしれませんね』と患者の気持ちを汲んだ後、『できれば、どういうことで、薬を飲みたくないか教えてもらうとありがたいけど』と言って、拒否の理由を聞くことが大事です。

そうすると
①患者の自覚や治療意欲の乏しさ
②薬に対する過度の恐怖心
③薬や治療者に頼りたくない気持ち

④（薬によって）変化させられることの恐怖
⑤薬を飲むことで病気を認めることのつらさ
⑥薬の効用が見えず、副作用しか見られない一方性
といったことが明らかになってくる場合があります。そうすると、それら個々の点について話し合っていけばいいわけで、服薬拒否という厄介な事態が、かえって問題点を明らかにしていくというプラスの面（間接的薬理効果）に転化する場合があるのです（ただ、このような話し合いがまとまって、服薬に応じれば問題はないが、もし応じずにしかも事態が緊急で、薬物を使用しないと、将来本人に不利益がもたらされる場合は、かなり強い説得、家族への働きかけ、入院を考えるといったことを採用する必要がありますが）〉

「これは、つまるところ、拒薬という事態をチャンスにして、先に述べられた薬を巡って話し合うという間接的薬理効果ということですね？」

〈そうです。再発の治療的利用といい、治療抵抗といい、困った事態はかえって問題をはっきりさせるという治療効果を生みます。これは神経症でもうつ状態の治療でも同じことが言えるでしょう〉

(7) 再発予防のための維持療法について

「症状が収まった後でも服薬する必要があるんですか？」

〈厳しい現実なんですが、急性期が収まった後でも、それをもたらした患者の脆弱性は、簡単には

改善しないため、ちょっとした状況の変化で再発しやすい危険性があるんです。したがって、そうした状況変化に振り回されないためにも、薬という杖（薬の維持療法）が必要になってくるのです。

しかしながら、肝心の自覚が少ないため、服薬を維持するというコンプライアンスが低いという傾向があり、しばしば勝手に中断してしまい、再発を引き起こすことがあるのです。服薬拒否の心理については、既に述べましたが、維持療法中に一番問題になるのは、自覚の乏しさと、病人意識から早く脱却したいという気持ちだと思われます。

したがって、初期と同様に、このことを話し合う必要があるんですが、その前にまず服薬状況を明確にする必要があります。その際、筆者は、「薬を飲んでいますか」というような、ともすれば尋問的な聞き方よりも「薬を飲むことは面倒くさくありませんか」とか「飲み続けることはつらくないですか」とか「眠気とかふるえといったことはありませんか」といったような服薬することのつらさに焦点を当てた聞き方をします。そうすると、全てではないが、たいていの場合、服薬状況を正確に言ってくれます。

もし服薬していない状況が判明したときは、叱るというよりむしろ「よく言ってくれた」と述べ、ついで服薬したくない気持ちを聞いていくのがよいでしょう。その後で、服薬を続けることのメリット、デメリットを話し合って、適当な線を決定するのです。

いずれにしても、患者が服薬状況を率直に自由に言える雰囲気と、必要とあらば、服薬維持のメリットをはっきり告げる治療者の確固とした姿勢が必要だろうと思われます。そして薬を飲まされるのではなくて、自覚的に飲むという姿勢になることが一つの目標でもあるのです〉

(8) 薬はいつまで飲まねばならないのか

ⓐ 服薬期間に対する患者の質問

「維持療法が必要なことはよくわかるのですが、それではいったいいつまで薬を飲まねばならないんでしょうか？」

〈これは、とても重要で、また患者さんからしたらとっても切実な問題であるということはわかるのですが、いったいそれがいつまで必要なのかということについては、誰も明確なことを言っていないようです。神経症やうつ病以上に、安易な服薬中止は慎むべきであり、私は現在のところ服薬中止に関しては相当慎重です。

しかし、一生飲まねばならないかというと、そうとも言い切れないと思われます。精神科医の中には一生飲まねばならないと言う人もいるようですが、現実には、止めてなんともない人もいるのでその根拠は薄弱です〉

「では、いったいどうしたらいいんですか？」

〈ええ、それを考えてみます。まず精神症状が落ち着き、生活も普通にでき、維持薬の種類も量も決まってくると、大半の患者・家族が『薬はいつまで飲まなければならないのですか』ということを聞いてきます。この問いに答えるのは難しいんですが、根源的な問いでもあるので、できる限りきちんと答える必要があります。

ⓑ 減薬のための筆者の質問

私は、この質問に対して、

①薬は何の目的で出されたか

②薬物療法の目標であった、妄想、幻聴、思考障害、不眠、落ち着きのなさ等の病的体験の再発に対する自覚はどの程度か

③そうした病的体験に関与した種々の要因（状況因、思考検討能力の障害、性格要因、自覚の不足等）について、どの程度認識しているか

④またそうした要因をどの程度克服できているか、発病要因に対する克服意欲はどの程度かといったことを聞いた上で、

⑤薬を止めてしまった場合生じてくる最悪の事態と最良の事態を予想させる

⑥断薬して悪化した場合の対処法について聞く

⑦「今度はすぐ病院に行きます」という回答が返ってきた場合、では最初の時に自ら進んで病院に来られなかったのは何故かを聞く

といった作業をして本人の理解度、成長度を測っていくようにします。

ⓒ 減薬するための基準

この時、患者が

①病的体験をもたらした「自己にかかわる要因」（刺激に圧倒されやすいこと、そうなると一面的

にしか考えられなくなること、気持ちの切り替えができなくなること等、思考・検討能力の障害にかかわる問題）を自覚し

②それらの問題について以前よりは気付き、少しずつ改善はしているが、まだ十分自信はないということを表明し（この点について完全な自信というのは健常者でもありえないことで、こういう謙虚な姿勢のほうが良質の反省と言える）

③悪化してきた時の再発兆候（最初期兆候も含めて）を言語化でき

④以前病院へ自発的に来られなかった理由（自覚のなさ、精神科恐怖等）についても反省でき

⑤現在の生活が一応働くなり家事をしているなり、まあまあ本人も家族も満足した状態にある（人並みのストレスを受けても生活できているということである）

といったことが明らかになってきた場合、減薬を考えます（もちろん、副作用が作用を上回れば、もっと早く減薬を考慮に入れますが）。その後、筆者は「減薬（あるいは服薬中止）は、一つの実験であり冒険であること」「つまり、頭でいくら大丈夫とわかっていても、いざとなるとストレスに圧倒され再発し、さらには肝心の自覚も忘れ再入院という事態になるかもしれない」と言った後、この減薬計画を開始する覚悟があるかどうか聞くことにしています。

ⓓ具体的減薬方法の実際

この時、はっきりした認識と意志を持って患者が決断した場合、筆者はまず一週間の内の一日だけのしかも朝食後だけを抜いてみて、抜いた日とそうでない日に差があるかどうか患者に考えてもらう

ことにしています（つまり、わずかずつ減らして様子を見ていこうということです）。このように減らしても、本人の自覚や生活にそう変化がなく、別に再燃兆候がなければ、朝食後の抜く回数を週に二回ないしは三回と増やしていき、次第に夕食後あるいは眠前だけにしていくという方法を取っていきます。そして、最後に一日一回だけになった場合、続いて一週間に一度だけ服薬しない日を作る。そして、それで様子を見ながらその休薬日を増やし、ついには服薬日が一週間に一回という段階にまで持っていきます。そして、その時点で中止して様子を見ますが、もちろん通院だけは続けてもらいます。ある例では、中止の前に一か月に一回だけウィンタミン一二・五ミリグラムを服用したこともありましたが、その程度であっても本人の安心につながったようです〉

「それで、服薬中止まで至った例はどれくらいですか？」

〈はっきり調べていないので何とも言えませんが、そこまで行けた例は正直言って少ないと言わざるを得ません。一〇例前後ぐらいでしょうか。またせっかく服薬中止まで行きながら再発してしまう例も少なくありません。しかし、長期の間、薬なしで健康に仕事も生活もこなしている方がいるので、後述の事例でそれを紹介します〉

ⓔ 薬を止めることの難しさ

「何故、服薬中止は難しいのでしょうか？」

〈患者が、服薬中止を願い出る時は、まだまだ自覚が十分でない時が多いので、治療者はこれについては反対せざるを得ません。

逆に十分な自覚に達し出すと、今度は再発を怖がり過ぎたり、また自覚の進展に伴い不安や抑うつを実感するようになりますので〈この時点では、もう統合失調症状態から神経症状態へと水準が移行していると言えるでしょう〉、なかなか薬を止めるという考えや決心が出てこないようです〉
「大変ですね。慎重に中止に持っていっても再発する場合があるという事実も厳しいものですね」
〈ええ。ただ、治療関係を密にしておくと、たとえ再発しかかっても治療者の元にまたかかりだす例は多いですね。それに患者にとっては、このような形で減薬していき、休薬日を持てるということは、喜びであるように思えます。患者にとって、薬とは守り手であるかもしれないが、拘束の印象も持たされています。だから、このような形で、休薬の日を持てるということは、薬なしで日常生活を営めるという実感を彼等に持たせ、自己肯定感情を高めるようです。
また、不幸にして、減薬計画を開始しても、遅々としてそれが進まなかったり、再燃して元の薬量に戻ったりする場合もありますが、これも絶えず薬を巡って、先の①から⑦までの話し合いをしていると、少しずつ自覚が高まり、薬は飲まされているのではなくて、必要があるため自分から進んで飲んでいるといった態度に変化するのです。これが患者の主体性と自己肯定感情を高めることは言うまでもありません。そう考えれば、最終的な目的は、薬を止める止めないよりも、常に自己の実状を知り、それに対する対策を考えておくといったことになると思われます〉
「いずれにせよ、薬についての話し合いを巡って、無明から明に開けていくのであり、また無明から明に開けていく中で、薬の使い方も適切になってくるということなんですね」
〈そうなんです。ただ、そこまで行くには随分努力がいりますがね〉

第3章

各治療例と治療ポイント

本章では事例を中心に一層詳しく統合失調症治療を見ていきましょう。

1　連れて来られた患者に対する初回面接

連れて来られた患者は、自覚と治療意欲に欠けているだけではなく、精神科に対して拒絶感や恐怖感を持っていることが多いのです。ですから、治療は最初から困難な局面に立たされているといっていいでしょう。

こういう時は、確かに困りますが、一応彼等の怒りや恐怖を思いやると同時に、家族の受診させたい理由を彼等に示して話し合いを深める努力をします。

(1) 事例Ⅰ　一九歳、男子予備校生

[初回面接]

Ⅰは、一九歳の予備校生で、父親に連れられて来院しましたが、いかにも拒絶的という感じで診察室に入ってきました。以下、次のようなやりとりをしました。

治療者　〈今日はどういうことで来られたのかな?〉①

Ｉさん　「別に……」（拒否的で、そっぽを向いている）②
治療者　〈今日来たのは自分の意志で来たの、それとも連れて来られたの？〉③
Ｉさん　「後のほう」（いかにもぶっきらぼう）④
治療者　〈そう、それだったら少し腹を立ててるかな？〉⑤
Ｉさん　「うん……」⑥
治療者　〈ところで、君自身は精神科受診の必要があると思う？〉⑦
Ｉさん　「そんなん、ようわからんわ」⑧
治療者　〈そう、それじゃお父さんは嫌がる君を何故精神科に連れて来たんやろね。見当つく？〉⑨
Ｉさん　「知らん。暴れたからやろ」⑩
治療者　〈そう、そのこともう少し説明する気になる？〉⑪
Ｉさん　「そんなん、知らんわ」⑫
治療者　〈そうか、そしたら、横にいるお父さんに事情聞いていいか？〉⑬
Ｉさん　「どうぞ、御勝手に」⑭
治療者　〈それじゃ、お父さんどういうことで、連れて来られたのか説明していただけますか？〉⑮
父　親　「実は、独り言をぶつぶつ言うんです。それに暴れたり……」⑯
治療者　〈暴れるというと？〉⑰
父　親　「腹立ったら、そこらじゅうのものを放ったりするんです。机の上の物でも何でも。もうひどい時には、ふとんをつぶしたりもしました。カミソリで切って」⑱

治療者〈そうですか、大変ですね。ところで、今お父さんが言ったことは事実？〉⑲
Ｉさん「まあ、そうやけど、これには事情あるねん」⑳
治療者〈もちろん事情あるやろね、その事情聞いてみたいけど、その前にね、今のこと事実だったとして、そのことどう思っているの？〉㉑
Ｉさん「どう思っていると言っても……」㉒
治療者〈つまりね、ここだけ確認したいんです。そうしたことは別に具合悪くないと思っているか、具合悪いと思っているのか？〉㉓
Ｉさん「そら、具合悪いですわ」㉔
治療者〈そしたら、事情はいろいろあるけど、できればそんなことはしたくないわけね〉㉕
Ｉさん「そりゃ、そうです」㉖
といった感じでまだまだ続くが、一度ここで切ってみます。

［解説１］

連れて来られているという困難な局面であっても、まずは通常通り、a．何が起きているのか事態を明らかにするということ（これは、うまくいけば本人の自覚につながる）、b．本人との関係作り、c．問題解決に向けての対策の探求といったようなことをせねばなりません。

しかし、事態を明らかにしようにも、本人は拒否的で本人からの事態の明確化は難しそうです。さりとて、家族ばかりから事情を聞くと、本人を無視することになります。日常臨床では、こうした矛盾によく出会わされるわけですが、この事例もそうした矛盾を背負っているわけです。

まず①の受診理由の聴取は、どんな場合にも行う普通のことですから、それはいいとして、本人が答えなかったり、拒否的であった場合には（そうではなくても、関係ない話をしだしたり、「私はこんなところへ来るべき人間ではない」と言ったり、自覚や治療意欲に乏しそうであれば）、直ちに、③の受診意志の有無の確認と、⑤の連れて来られたことに対するこちらの思いやりの伝達といった作業をしたほうがいいように思われます。これは本人の気持ちを汲むということで、本人との交流の道が開ける可能性があるからです。この事例でも、⑥のように肯定の返事をしてくれています。

そこで、治療者は、⑦のように受診必要性の認識の明確化をはかろうとしましたが、「わからない」と言われてしまったので、⑨周り（家族）がどう思っているかの明確化をはかろうとしたら、少し問題点を言えるようでした⑩。そこで、さらに、⑪のように明確化をはかろうとするとついて来られないので、⑬のように家族の助けを借りる承認を得て、家族に聞いてもいいという許可をもらいました。

このように、絶えず本人の側に立って、本人から話を聞こうとしているのがわかるでしょう。いずれにせよ、本人の主体性を尊重しながら事態を明確にする必要があります。そこで、父から事情を聞くと、独語、興奮、怒り、器物損壊といった問題が出たので、早速⑲のように本人に事実を確かめます。これは、とても大事なことです。というのはしばしば、家族と本人の感じていることがずれている場合があるので、それがないかどうか明らかにしないといけないし、またこれが本人の尊重にもつながります（治療者はついつい家族の言うことだけが正しいと考えがちのところがあるので、注意が必要です）。

仮に、本人が「そんなことはない」と反論したら、その時は早速、そのずれについて考え話し合います。即ち、どこがずれているのか、ずれが生じる理由は何なのか、本人と家族のコミュニケーションは普段はどうなっているのかなどに話題が行き、貴重な情報が得られるし、そのことを通して、本人と周囲のコミュニケーションの改善が得られるかもしれません。

そして、次の㉑と㉓についてですが、事実を相互確認した後は、今度は、これに対しての評価を共有せねばなりません。通常では、本人の行為（⑯や⑱のような）は、具合悪いことに決まってはいますが、統合失調症患者（とは限らず、患者全体かもしれないが）にあっては、それを具合悪いとする認識力も後退していることがあるので、わざわざこれを聞いたのです。また㉓のように聞いたのは「どう思うか」という質問が、本人にとっては難しい場合があるので、「良いか悪いか」といった二択の易しい質問に切り替えたのです。

幸いにして、本人は具合悪いということを認め、それを今後はしたくないということまで言えるようになったので、自覚が少しあるということでしょう（精神分析の言葉を借りれば、症状を自我異和化できるといっていいでしょう）。

この自覚は、後、治療契約を結ぶときの芽生えになる可能性があります。

㉔で具合悪いと認めてくれたわけだから、㉕では、将来のことに関して問うて、本人の『これからはしたくない』という気持ちを受動的であるにせよ、引き出しています。

まとめてみると、最初は拒絶的だった患者が、少しずつ心を開き、自分の具合の悪さを、受け身的ではあるが自覚しだしたと言っていいでしょう。ただし、きちんとした自覚までは、まだまだ遠いといった感じではありません。

(2) その後の経過（精神科恐怖とその軽減）

この後は、独語、興奮症状の背景や原因を聞いていくと、被害妄想や幻聴のことやそれに関連する不眠や精神疲労が出てきました。それでその手当をすると同時に、治療への導入をはかったところ、精神科恐怖が出てきたので、その軽減を試みると共に、治療契約が一応なされ、不眠の改善や疲労回復のために服薬もするということで初回面接は終わりました。

その後は、落ち着いて勉強に集中でき、通院も二〇回程度で終わりました。ただ、治療者としては、もう少し性格面や認知面での問題点に働きかけたかったのだが、一応終わってしまいました。この治療例は、一五年前のことですが、少なくとも、治療者の元には再発したという知らせは届いていません。

2 妄想性障害の治療例

(1) 事例J　三〇歳女子会社員（治療拒否が強かった例）

【事例の概要】

Jは、仕事は良くできるが、職場での対人関係は少なく孤立しがちな三〇歳の女性社員でした。次のようなことを訴えて来ました。

それは、「特定の何人かの男性の同僚や上司が、自分の背後を通る度に、おしりのあたりを触っていく。セクハラのような行為で許せないし、腹が立つ。それに私のことを『色気違い』『男狂い』と言うような噂が流されているし、情けないし、仕事もできない」といったものでした。事実彼女は仕事に支障を来し、また触ったと目される男の同僚にくってかかったりして、相手の男性がびっくりするということがありました。

もちろん触った証拠は何ひとつないので、上司は「あなたの思い過ごしだ」と言いますが、Jは収まりません。そこで精神科医への受診を勧められるのだが「私は病気じゃありません」と主張し、受診しようとしませんでした。しかし業務命令と言うので、ある精神科医を受診したら「あなたは被害妄想に陥っています。薬が必要です」と言われ、薬を出されたが、彼女は憤然として「私を精神病扱いする気ですか」と言い放って、そこを立ち去ったとのことで、もちろん薬も捨ててしまいました。
この後、セクハラの訴えはますますひどくなり、上司は困ってしまったので、今度は医療機関ではないカウンセリングオフィスを紹介しました。Ｊはカウンセラーのところなら行ってもいいということで、あるカウンセラーのもとに勧められて通いました。そこのカウンセラーは、Ｊの話を熱心に聞いてくれて、最初の内はよかったらしいのですが、Ｊが「それで、これから相手を訴えたいがどうしたらいいんですか」と聞くとカウンセラーも困ってしまい、専門家がいるので、と筆者にＪを紹介してきました。

［初回面接（彼女のつらさの思いやりと彼女の願望に対する共同検討）］

Ｊはとうとう筆者のところに回されてきました。診察室で、彼女はいかにも拒否的でしたが、〈指示によるとはいえ、無理やり受診させられるのは、病気扱いされるようでつらいですね〉というと、話をしてくれました。

［解説１］

ここは、受診を強制されたり、病気扱いされている本人の悔しさ・つらさの受容と共感的理解を通じて本人に安心感を提供しようとしています。これは治療関係成立のための準備過程です。

筆者は、Ｊの訴えを聞いた後〈（もし本当だとしたら）それは大変なことだし、女性にとっては最大の侮辱だし、こんなことが続いたら仕事もできなくて当たり前である〉とむしろ彼女の訴え（普通から見たら妄想）を積極的に肯定するような応答をしました。そしてＪに今一番望んでいることを聞くと「彼等を訴えたいし、謝罪させたい」と言ってきたので、とりあえず〈あなたの願いはもっともだから、なるべくそうなるように一緒に対策を考えていきましょう〉と述べました。

［解説2］

実際は触れられていない可能性のほうが高いが、とりあえず彼女の希望から出発しました。彼女と波長を合わせていくわけです。

［証拠集めを試みる］

謝罪させるなり、弁護士に訴えを持っていくためには、取りあえず証拠をつかむ必要があるということで、「触られた瞬間に、相手の手をつかむ」とか「周りにわからないようにして噂をボイス・レコーダーに録る」といった、動かぬ証拠を手に入れるよう指示しました。

［その後の経過］

初回はそういう形で終わり、彼女は証拠を集めようとしました。ところが、そのように注意を向けさせると、証拠がなかなかつかめないということがわかってきました。その後、治療者は、思い違いに気付いてくれるかなと期待しましたが、彼女は「証拠を集めようとしたら、どうも、もう触るのを控えたみたい。周りはとてもずるい」と言うので、治療者も腹を決めて〈それはそれでよかったんじゃないですか？　証拠集めをしようとしている限りは、もう手出しはされないかもしれないので、これからも続けていいんじゃないですか〉と答えました。

［解説３］

証拠集めの努力を評価すると共に、証拠が集まらなくても、セクハラ被害は防げているというプラス面を見るようにしています。一種の視野拡大、別の視点からの見方の導入で、一種の間接化です。

［警察への同行を頼まれる］

一応、Ｊはセクハラ被害にあうことは少なくなったようで、これはいいなと思っていたら、執着が強いのか、Ｊは過去の性的被害について訴えたいということで、一緒に警察に行ってくれと頼み込んで来ました。

治療者は困ってしまいました。もし断ったら、今までの共感は何だったのかとなるし、一緒に警察に行ったら、筆者は精神科医として笑い者になるかもしれないし、少し困りましたが、ちょっと考えた後、次のような対話をしました。

治療者　〈あなたの、訴えたいという気持ちはわかりましたが、もし二人で警察官にこのことを訴えたら、警察官はどう言うだろう〉

Ｊさん　「(しばらく考え込んで）うーん……。警察はやはり『証拠は？』と聞いて来るでしょうね」

治療者　〈そうね、残念だけど必ずそう言われるような気がするね。で、そう言われたらどうしよう？〉

Ｊさん　「悔しいけど、引っ込めるよりしょうがないわね」

治療者　〈じゃ、警察に行く件はどうしようか？〉

Jさん「行っても無駄ということですわね。それに変に思われるかもしれないし」

ということで、一段落しました。もちろん彼女の被害妄想（というより執着・信念というほうがいいかもしれないが）は、それ以後もかなり長く続いたが、繰り返し考えさせることで、彼女の関心は、本来の仕事のほうに移っていきました。

［解説4］

ここでは警察への同行という困った要求からスタートして、現実検討を中心にした話し合いに持っていけました。少し現実を受け入れるようになったと思われます。

その後、Jは仕事に集中していましたが、また再びセクハラをされだしたり、さらには『エロ女とか、男狂いとか言われている』という訴えが強くなりました。そこで対策を考えました。

まず、最初に問題になったのは、周囲のわかってくれなさでした。ここで治療者は、その悔しさ、つらさに対して受容・共感的理解を焦点にしながら次のような対話を行いました。

治療者〈つらいね。触られたり、ひどい中傷をされるのもつらいけど、理解されないのももっとつらいね〉

Jさん「そうなんです。余りにはっきりしているのに皆わかってくれなくて、挙句の果てに病気扱いしてくるんです」

治療者〈どうして皆にあなたの訴えが伝わらないか考えられる？〉

Jさん「わかりません。いくら考えても」

治療者〈正しいことでも証拠がないとどうなるのかしら〉
Jさん「わかってくれないことがあるんですか」
治療者〈そうね。世の中理不尽なことが多くて、間違いなく正しいのに証拠がないということで、それが認められないことがよくあるね。僕はたくさんの人の相談に乗っているけれど、証拠・証言がないため、泣き寝入りしたり悔しい思いをしている人が多いね〉
Jさん「そんなの本当に理不尽です。許せません」
治療者〈そうね。全くあなたの言う通りね〉
Jさん「それじゃどうしたらいいんでしょうか」
治療者〈難しいね。……それじゃ二通りの方法をまず考えてみようか。第一はこのまま自分の主張を続けて自分の正しさを認めてもらう。第二は動かぬ証拠、証言を獲得してから、周囲に伝えていくというやり方だけど、どっちのほうがいいかな？〉
Jさん「先生は、後ろのほうがいいと言うんでしょうけど、私は悔しくてそんなことできないわ。今すぐ何とかしなくっちゃ」
治療者〈僕は後ろが良くて前が悪いとは言っていませんよ。ただ比較しようとしただけです。それで、第一のやり方をした場合どうなるでしょうか？〉
Jさん「どうなるんでしょう。わかりません」
治療者〈あなたの訴えや考えをわかってくれるでしょうか〉
Jさん「今までは駄目だったわね」

治療者 〈それと病気扱いされるのは嫌じゃないですか〉
Jさん 「そう、それとても嫌なんです。変な目で見られるし」
治療者 〈そうすると正しいことであっても証拠がないのに言うと被害妄想と間違えられることになるのかしら〉
Jさん 「それが一番怖いんです。妄想扱いされたり、精神病のように見られるのが」
治療者 〈そうすると被害妄想や精神病と誤解されないためには、証拠や証言なしに言うほうがいいのか、しばらく黙っているほうがいいのか〉
Jさん 「腹が立ってしょうがないけど、黙っておくことにします。でも悔しくてこのままでは収まりきれません。どうしたらいいんでしょうか」
治療者 〈これも二つで考えていきましょうか。一つ目はとにかく証拠・証言集めに一生懸命になる。もう一つは、もうセクハラのことは忘れたことにして、仕事に集中して相手を油断させ、またセクハラを仕掛けてきたら今度こそ動かぬ証拠を押さえる〉
Jさん 「後ろのやり方がいいけどできるかしら」
治療者 〈できるかどうかは別にして、やってみるだけでやらないよりは経験が積めていいですよ〉
Jさん 「頑張ってみます」
治療者 〈それと、訴えを言い続けるのと、そのことは忘れたふりをして皆と仲良くするなりして、その中で真実の証言を引き出していくのはどうですか〉
Jさん 「そんなことできるかしら。私、よく考えたら職場で孤立しているし」

治療者〈例えば、必ず挨拶をする。微笑みを絶やさない。話しかけられたら必ず返事をする。こちらからも質問したり話しかけたりということを試みると言うのはどうですか〉
Jさん「そういえばちっともそれができていませんでした」
治療者〈じゃあ、職場の対人関係をうまくやっていくいい機会ですね〉
Jさん「これもやってみたいですが、最近腹が立って悔しくて夜が眠れないんです。それに昼間も急にイライラするし、どうしたらいいですか」
治療者〈ゆっくり腹式深呼吸などをすると落ち着きますが〉
Jさん「どんなことですか？」
（二〜三分一緒に深呼吸をする。）
治療者〈どうですか〉
Jさん「ちょっとは楽になりましたが、一人では自信ありません」
治療者〈それでは、心身を楽にしイライラを鎮め、夜は熟睡を助けてくれる安定剤を利用するのはどうですか〉
Jさん「それこそ、病気扱いされるから嫌です」
治療者〈そうね、確かにそういう気持ちになるわね。ただ、健康維持のための薬というのもあるんです。例えばデパスという薬はイライラを鎮め、仕事に集中させてくれ、夜は夜で睡眠を助けてくれますがどうですか？〉
Jさん「それなら、もらうだけもらっておきます」

治療者　〈それと、ゆっくり深呼吸も忘れないようにね〉

［解説5］

この種の妄想や訴えは根が深く簡単に収まるものではありません。その時、治療者はがっくりくるのではなく、再び治療が深まるチャンスが来たと建設的に考えるほうがいいでしょう。悪化・困難は治療的チャンスなのです。

治療者は根強い訴えに関して、選択型質問で相手に考えさせ、本人の間接化能力を高めるようにして言っています。

服薬せずに良くなる場合もありますが、薬で楽になるなら利用してもいいように思います。いずれにせよ、深呼吸と共に楽になる選択肢が広がるのでいいのではと思います。服用するしないを決めるのは本人の決断だからです。それと、使った薬は抗精神病薬ではなくてデパスという抗不安剤でした。これは病名より本人の状態を考慮しての処方です。

その後、訴えは根強く残り、対人関係も広がったわけではありませんが、「証拠がないのに主張し続けると、被害妄想や精神病と間違えられるので慎重に発言しよう」という認識だけは根を下ろしかけてきたようでした。

彼女は一〇回ほど通いましたが、話題は職場の大変さや不満でした。治療者はそのたびにそれを話し合い、彼女にとって一番いいと思われる選択を考えさせました。

その後は会っていませんが、年賀状では元気にしているようだし、母と二人の生活に満足しているようです。

(2) 解説と治療ポイント

本事例は、妄想もまだ残っているし、妄想に対する自覚がないようなので、治療としては不十分かもしれません。それに再発するかもしれないという不安はありますが、その時はその時で自覚を深めるチャンスと考えればいいと思われます。

本事例の治療ポイントとしては、

①精神科受診のつらさに対する思いやり
②本人の話をじっくり聞く（本人の尊重）
③本人の訴え・望みを聞く。明確にする
④本人の訴えから出発して現実に向かっていく
⑤指示・指導より本人に考えさせる
⑥証拠・証言がないと、正しいと言えないことを、自然に理解してもらう（治療者が説明するのではなく）
⑦服薬も一つの選択肢として提示するだけで強制はしない
⑧全体として本人が生きやすくなるように工夫する

不適切な発言はしないようにする、という自覚ができたし、仕事もできているし、何かあれば、深呼吸、薬、治療者への相談とか選択肢が増えただけでもいいと考えられるし、何より本人が生きやすくなったようです。

もちろん、妄想の訂正や洞察がなされたわけではないですし、それゆえ、再発の危険もありそうな感じです。

できれば、本人に「被害妄想である自覚」「妄想を起こさせたコンプレックスや内面のドラマの解明」などを期待したくなるかもしれませんが、それは必要に応じてやっていけばいいのではないでしょうか。だいたい、生きぬくためには、彼女だけでなく一般人にも妄想・信念が必要かもしれませんので、私はそんなに無理に洞察は求めないことにしています。事実、このJ事例は一五年前のものですが、まだ一度も再発はないようです。

3　幻聴治療の実際例

(1) 事例K　二〇歳前後の男子浪人生

［筆者にかかるまで］

Kは、もともと神経質で過敏、内向的で思ったことが言えない人でしたが、反面努力する方でプライドが高いといった面がありました。

発病は、浪人して受験勉強している最中に起きてきましたが、それは、近所から悪口やからかいや干渉の言葉（「神経過敏なぐらいで勉強やめんのか」「Kは、あほや」「家庭教師をつけろ」等）を言われるという幻聴と、それに対する怒り声や独り言の出現といった形で始まったのです。

家族はびっくりして病院に三か所ほど連れて行きましたが良くならず、知り合いの紹介で、母に連れられて筆者の元に受診してきたのです。


［初回面接、治療契約、幻聴への働きかけ］

早速診察しますと、本人はもともと病気と思っておらず、治療に対して積極的ではなかったのですが、近所からの悪口によって、疲れ、不眠、集中力低下があり、それは困っているとのことで、これを治療しようということになり、脳を休めるための薬を飲むということに同意してもらいました。これまでは薬をもらってもあまり飲まなかったようです。いずれにせよ、筆者との間に治療契約がわずかに成立したといえるかもしれません。

薬を飲んで落ち着いてきたところで、幻聴に対して働きかけるも、悪口を言われているという信念は強固です。先の定則的働きかけと関連して言うと、そばにいる家族には聞こえていないということは認めるものの（これも時に家族は嘘をついている、本当は聞こえているのに、僕には聞こえないと言ってるだけと言い張ることもありましたが）、近所が発信源になっているという確信は揺るぎません。

そこで治療者が、録音してみてはと提案すると応じたので、録音させてみると、もちろん録音できていません。これを見て本人も少し考える姿勢を見せ始めたようですが、実際に聞こえているという主張はそんなに変わりません（ただ、少しずつ「聞こえているように感じているだけで、実際には聞こえていないかもしれない」ということを認める時もわずかながら出てきましたが）。

ただ「大声や独り言は言わないほうがいい」という点に関しては合意に達しましたので、以後、悪口（実際は幻聴）に振り回されないことが治療目標となってきます。これはぐっと自分を抑えるという方向を発達させ、自分の心のありように少し目を向けさせたようです。

そんな中で、次第に「悪口は言われているかもしれないが、言われていないかもしれない（家族の誰も聞いていない、テープに入っていないという事実を、治療者から繰り返し提示してもらいながら）」「聞こえているように感じているだけかもしれない」ということを認めだし、自分の気にし過ぎということにも気付き出したのです。

【その後の経過】

その後、幻聴（聞こえているように感じているだけ）ということに気付いてくると同時に幻聴は消失していき、本人は楽になっていきました。ただ、楽になってくると、今度は「もう薬は飲まなくてもいいし、通わなくてもいい」とか「自分は病気ではない。悪口は今はないが、過去は実際に言われていた」といった、治療拒否が出てきました。それと、またちょっとしたことをきっかけに、幻聴や妄想の再燃が見られたのです。

そこで、この後、また同じように（ただ前に本人が自覚していた点を思い出させるようにといった工夫はしましたが）、幻聴に対しては繰り返しの働きかけをしました。そうすると、今度の繰り返しの働きかけは前よりも短期間ですみ、その結果、独り言は少なくなり、悪口が幻聴であり、被害妄想であるということの自覚が前よりも一層深まった感じになりました。

それで、自覚が定着し、症状の収まりの確認をした後、前のことを聞いてみると、「あの時は二浪もしていたし将来どうなるか不安だった」「また勉強にも集中できずイライラしていた」「それに二浪もしてあほかと思われているのではと不安だった」と言い、初めて自分の中に不安があったことを認めたのです。また「その時は不安でイライラしていたので、なんでもない声が悪口のように聞こえたんだと思う」「何も言われていないのに言われたように思い込んだと思う」「聞こえてきたように感じた内容は、結局自分が気にしていたことだったと思う」「僕は、自分がそんなことを気にしていることを認めるのはつらかったので、人が言っているように思い込んだように思う」といった発言が出てきたのです。薬に関しては自覚が深まっているので、慎重に漸減作戦を開始しています。

Kは、今はアルバイトをしたり、再び受験に向けて勉強中です。

(2) 幻聴治療の難しさ

幻聴の治療は、結構難しいものです。この事例Kでも自覚したように見えますが、これは治療者との会話の中で出てきたものなので、自分本来の言葉・自覚として定着するにはかなり時間がかかると

思われます。困難点を挙げてみると

①この幻聴について考えることができない、あるいは考えることを拒否するといった傾向

②治療者との話には一応ついてくるが絶対「実際に聞こえる」と言い張る傾向（本人にとって幻聴は現聴）

③幻聴だと認めても、幻聴の内容が自分の考えと認められない傾向

などが根強いと、なかなか治療は進展しません。

ある例なぞは、一〇年もかかってようやく幻聴の内容が自分の思っていることだということを認め出したといったことがあります。

それと、もっと重くなると幻聴に支配され、幻聴の言うとおりに動いてしまい、主体性が後退している例もあります。こんな時には、まず少しでも主体の動きを開発するような働きかけが必要となってきます。

薬は、冷静になるのを助けはしますが、元々考える力が弱っている、または未成熟だとそこを話し合い（心理療法）で補っていかなくてはなりません。

4　統合失調症体験に伴ううつ状態

(1) 統合失調症状態の背後に潜む抑うつ

統合失調症というと、精神病の代表的なものだとされています。一般の人には、自覚に乏しく、あまり抑うつ感を感じていないのではという考えが根強いようです。

確かに、病気の初期や重症期には、拒否、興奮、妄想、幻聴といったことが強くて、苦悩や憂うつは見えて来ない場合が多いのですが、少しずつ良くなってきて、自覚が出てきたりして来ると、背後に隠れていた抑うつが顔を出してきます。

その程度はかなり強く、統合失調症患者の主体性の脆弱性もあって、しばしば自殺に走るほどのものなのです。特に、自分の体験した幻聴、妄想を自覚し始めるとき、それを正しく受け止められずに、自分はもう永久に完全に普通の人間から脱落してしまったという「異常意識」「脱落意識」を抱かされ、絶望しきってしまい、重度の抑うつに陥ったり、自殺に至ったりするのです。

ですから、治療者からすれば、幻聴・妄想の治療や自覚の開発も大事ですが、その結果出てくるうつ状態への手当も大事です。著者の印象では、後者のほうがより大事かなとも思われます。

そういうことを示す一つのデータとしては、日本医科大学の救急センターの自殺未遂の統計として、未遂者の二八・七%が、統合失調症圏の患者であったというものがあります。

統合失調症患者では、あまりにその苦悩・抑うつが強いので、かえってそれを自覚できない、表現できないところにまで追い込まれているのかなという気がします。

次の事例で、統合失調症状態における抑うつの現れ方と治療の仕方を見ていきましょう。

(2) 統合失調症状態にある人（事例L　男性、初診時二四歳）の五年間の治療経過

［始まり（最初は両親との出会いから）］

まず、筆者を最初に訪れたのは、Lの父親（大学教授）と母親でした。某精神病院入院中の次男、Lのことで相談に来たのです。相談内容は「今、入院中だが、段々悪化していっている。もっといい病院はないか？　カウンセリングといったことはできないか」といった、かなり難しい性質のものでした。いずれにせよ、即答することは不可能なので、何回かの面接で詳しく話を聞きました。その内容要約は以下の通りです。

［両親から聞いた事例Lの要約］

Lは、もともとおとなしく内向的で、外で遊んだりスポーツをしたり、友達と遊んだりするより、家で静かに勉強するほうを好んだ子でしたが、内心では負けず嫌いでプライドの高い面も持っていたとのことです。

勉強ができたので、有名進学校を卒業し、一流大学に入ります。しかし、大学時代もあまりサークルに参加したりせず、勉強ばかりでした。大学は、自宅からは離れたところなのに家から通学し、そのせいか友達はほとんどいませんでした。

大学卒業後、大企業に就職しますが、そこで初めて家から離れ、寮生活となったのです。最初の勤務から挫折の連続だったようです。仕事の呑み込みが悪いし、テキパキこなせない。当然、上司の注意を受けることになりますが、それがとてもつらかったようです。また、人の中になかなか入っていけず、昼休みなども一人ぼっちでしたし、寮生活も大変苦痛だったとのことです。当然会社に行きづらくなってきましたが、そのうちＬは「職場の皆が自分を陥れようとしている」「周りから悪口が聞こえてくる」（いわゆる、被害妄想や幻聴でしょう）ということを、母親に言うようになり、母は心配しだします。そして、それは段々ひどくなりついに会社に行けなくなり、また寮にもいられなくなり家で過ごすようになります。

家に帰って来てからも、状態は悪化し、「周りや近所が気になる」「盗聴されている」「会社に狙われている」「誰かが覗きに来ている」と言い出し、昼間からカーテンを締め切る生活となり、一日中ぼーっとして寝ている毎日となったのです。最初、疲れていると思っていただけの母は、これは大変と思いと父に訴えます。仕事で超多忙であった父もこれは放っておけないと感じ、某精神科診療所を受診させます。そこでは、はっきりしたことは言われず「仕事のストレスでかなり疲れている状態です」とのことで、安定剤の投薬を受けました。それで少しましになったのですが、ぼーっとして意欲のない状態はあいかわらずで、四～五か月もすると、今度は「死ね、死ね」の声が聞こえ、何回か自殺企図が生じ、某精神病院に入院となったのです。

【解説1】

統合失調症では、幻聴に命ぜられての自殺企図もあります。

入院先の主治医は、両親の質問に対して「これは病気で、病名は統合失調症」「原因はよくわかっていないが、持って生まれた体質・気質が大きい」「治るかどうかだが、三分の一は治る、三分の一は十分治らないが社会生活ができるところまでいけるかもしれない。三分の一は治らずに入院も長くなる」と明確に答え、両親がそれではLはどうかと聞くと「最後の治りにくい部類に入る」と言ったとのことです。薬に対する反応性が悪いというのがその理由でしたが、それを聞いた両親、特に母親のショックは大変なものでした。その後、実際に主治医の言った通り、なかなか状態は改善せず「声が聞こえて怖い」「死にたい」と言い、ベッドに臥床しているだけの生活が続いたため、入院四か月後に、両親が知り合いから、筆者のことを聞いて来所したとのことでした。

【解説2】

この事例では、引きこもり、幻聴、妄想という統合失調症症状と並んで、抑うつ感、恐怖感も感じているようです。また、このような病名告知をされショックを受ける家族は多いようです。

【両親との話し合い】

両親が話し終わった後、改めて「何を一番聞きたいのか」と聞きますと、「本当に病気なのか」「病気としたら病名は何か」「原因は？」「治るかどうか」「治療法は？」といった切実な質問ばかりを向けてこられました。

【解説３】

患者・家族が、こうした基本的質問をしてくるのは日常的なことで、こうした基本的四大質問には、患者の治療の役に立つようにきちんと答えていく、もっと正確に言うとそれらを役に立つように考えさせてあげる、あるいはその答えを共同探求するということが、重要です。もっとも、これらの質問は根元的であるがゆえにそんなに簡単に答えられるものではありません。

筆者が、こうした質問（特に病名に関する質問）に対して、「何故、それを聞きたいのか」と返していくと、家族の持っている恐れ・偏見（統合失調症だと気違い、治らない、宿命）が出てきたので、その偏見・誤解を解く作業をすると同時に、〈治るかどうかは本人や家族や治療者の自覚と治療意欲といったものなど多くの要因が絡んでいる。なるべくそこから治療促進要因を引き出し、治療妨害要因を減らすようにしていけばいい。したがって、治らないとは断定できない。多くの困難が予想され、またどこまでいけるかわからないが、治っていく可能性はある〉と、答えておきました。また病状や原因については〈本人に会わないとわからない〉と言いました。

【解説４】

患者・家族の質問にすぐには答えずに、問いを返して考えさせていくやり方は、仏陀の応機説法から学んだことです。このほうが背後の恐れや考えをより明るみに出し、対話が深まるということがこの例でもわかると思います。

続いて「今の病院は薬物療法だけで、全然良くならないどころか悪化してきている」「カウンセリングなど他の治療法があるのでは？　ここでやってほしい」と訴えるので、〈今の主治医が一番の責任者だから、その主治医と良く相談し、その主治医が、ここでカウンセリングを受けてもいいと言うなら会ってみましょう〉ということになりました。

【本人の登場（家族による性急な退院、治療契約、自発性のなさ）】

一週間後、Lは家族に伴われて来院しました。Lは、無表情でほとんど自発性がなく、こちらの質問にも、ほとんど答えられませんでした。ただ、かろうじて「声がなくなってほしい」（幻聴のこと）との発言は出て来ました。

両親の話によると「主治医から『他でカウンセリングを受けるんだったら退院してほしい』と言われ、退院のほうを選んだ」ということでした。驚いた筆者は、三者に自殺の危険可能性を説くと共に、自殺をしないという約束を本人とし、また外来やカウンセリングだけでやれるかどうかわからないこと、入院の必要性が生ずるかもしれないこと、とりあえず家族が目を離さないことを了承してもらい、通院とカウンセリングを開始しました。

【解説５】

このような思いがけないことは、臨床で稀ならず生ずることがあり、この時は前記のような説明と指示が必要です。統合失調症患者の自殺リスクは高いので注意する必要があります。

面接開始後、筆者は本人の気持ちを聞こうとしますが、あまり返事をせず、黙して語らずという傾向が強いようでした。また、同伴の親から聞いたことを、本人と話し合おうとしますが、これに対しても受け身的ではあるが拒否が強く「カウンセリングはいつまで続けるんですか」と、治療に対しても否定的でした。かなり突っ込んで聞くと、時に「声（幻聴）の苦しさ」を訴えますが、それを定則的接近といった形で検討しようとすると「もういいです」と回避的でした。〈楽になりたくないの〉と聞いても「これは、周りから悪口を言われ、嫌がらせされているからしょうがない」「それに自分の考えが漏れて、周り全部に広がっているから、身動きできない」（被害妄想とその関連の考想察知という症状）とのことでした。

そして、将来に関して聞いても答えないか、答えても「声が聞こえる限り、考えが漏れていく限り、どうにもならない。一生入院しておくよりしょうがない」とあきらめ的な言い方であったし、家族に対しても「死にたい」ということを訴えたりしていました。

【解説６】

要するに、苦や抑うつ感を感じてはいるが、それらを見つめていこうという気には全くなれず、苦や抑うつ感に圧倒されている状態だと考えられます。

【症状（幻聴・妄想）に対する積極的働きかけ】

ただ、こうした拒否の背景に何か助けを求めている本人の雰囲気を感じたので、積極的に、声（幻聴）のことについて取り上げ話し合おうとしました。その結果、半年後には少しずつ話に応じるようになってきたのです。ただ、声（幻聴）に対する実在的確信は強く、この点を巡っては繰り返し働きかけました。具体的には、〈声（幻聴）に振り回されていること〉〈声は、あなたにとっては実在しているが、他者には聞こえていないこと〉〈声の内容は、あなたの気持ちと似ていること〉ということを伝える治療者と本人の話し合いですが、できるだけ治療者は自分の意見を押しつけずに、むしろ、声に関する話し合いを通じて、本人の思考能力や主体性回復を狙いました。

その結果「できれば、声に左右されず、自分の意志で行動できればいい」という発言が生じ、また「声が減ってほしいし、考えが漏れるということもなくなってほしい」ということも言い出したのです。

やや、治療意欲の芽だけでも出てきたのか、この話し合いを続けると、「どうも、声は実際に聞こえるというより、幻聴かもしれない」「漏れているかどうかは、はっきりせず、自分の恐れだけかもしれない」という発言も出てきました。ただ、このような自覚は少し出てきたのですが、相変わらず、声（幻聴）の恐怖は強かったため、家に引きこもっていました。

そこで、この恐怖に少しでも慣れていくため、本人に家族同伴での外出を勧めたところ、本人はかなりためらいましたが、家族が積極的に動いてくれ、外出が少しずつ可能になってきたのです。本人の恐怖は根強かったのですが、この外出で、外へ出ても案外大丈夫かなという感じを持ったようでした（カウンセリングは、いつも母の運転する車で来ていたので街への外出というのは、ほとんどなかったのです）。

［外出可能になるのと自覚の深まり。自殺未遂］

その後、本人は少しずつ外出が可能になり、同時に、声や自分の考えが知られている恐れは、幻聴や妄想であるとの自覚が前よりも強くなってきました。そして、その幻聴や妄想の背後に、自分の怯えや傷つきやすさ、対人関係が怖いこと、プライドだけは高いのに内心では自信のないこと、引きこもりがちな傾向があることに気付いていきました。

ただ、自覚と同時に、「自分は一流大学を出て、せっかく大企業に就職したのにすぐ挫折した。考えてみれば、自分は人付き合いができないし、全くだめな人間だ」といったことを主とする、絶望感、憂うつ感が強くなり、自殺未遂（大量服薬）を起こしたのです。そこで、筆者は〈自覚が高まってくると、今まで見えてこなかった（または見ようとしていなかった）自分の弱点が見えてきたり、また将来のことも悪いほう悪いほうに考えるということで、死にたい気持ちにもなる〉と言い、〈治療過程の中ではよく起きてくる現象の一つです。むしろよくなってきていることのサインですよ〉と説明しました。同時に死にたくなった時は、口に出して言うようにと働きかけたところ、少しは反応するようになってくれました。

［解説７］

統合失調症治療にとって、自覚は大変大事な治療目標でもありますが、同時に大変危険なことでもあり、自殺未遂を起こすこともあるのです。しかし、ここを潜り抜けないと治療にならない場合があり、治療者は、かなり悩まされることになります。

[アルバイトに行く話と二度目の自殺未遂]

このような中、自覚、外出、治療者との話し合いが増える中で、将来のことについて話し合ったところ、やはり社会復帰したい気持ちが見られたので、まずは簡単なアルバイトから始めようということになりました。しかし、実現までにはかなりのためらい、迷い、どうせ俺はだめだ（もともとだめだった上に、こんな精神病にかかってしまってという気持ちが強かった）という気持ちが強く、実際にバイトに行く段になって、また大量服薬をしてしまったのです。

[解説8]

ただ、二回とも大量服薬という形の自殺行動で、これは成功率は低いことが多いのです。ですから、こうした成功率の低い自殺行動をとるということは、どこかに救助願望を秘めているのだと考えられます。しかし、そのサインを的確にキャッチできなければもっと成功率の高い自殺行動に移るかもしれないので、注意が必要です。

この自殺未遂の後、本人は社会に出ていくことや人の中に入っていくことの怖さ以外に、こんな病気にかかってしまってという絶望感が強いようだったので、ここで本格的に病気について話し合うことができました。その結果の要約は、①人間には健全な部分と病的な部分があること　②この病的な部分とは、つらさや苦悩を受け止められない部分であって、Lの場合、それが就職での挫折の結果、強くなった　③この病的部分は、心に浮かんだことを外部の音だと勘違いすること（幻聴）、思い込み（妄想）、否認、拒絶といった統合失調症的部分、絶望感や憂うつ感に代表されるうつ病的部分、周りを気にし過ぎたり怖がり過ぎたりする神経症的部分に分かれる　④いずれの病的部分も、誰もが共通に持っている人間の弱点の積み重なりである　⑤今後は、健康部分を増やし、病的部分を減らすように努めていこうということになり、また同席していた両親もかなり納得していたようでした。両親はそれまで、病名は何かということにしつこくこだわっていましたが、これ以後病名に関する質問はなくなりました。

【解説９】

病気や病名や見通しの説明は、本人が、それについて話し合える状況になってから、話し合うのがいいように思われます。ただ一回の話し合いだけで、本人が十分納得したわけではなく、これは何度も繰り返す必要があります。

【アルバイトに行き始める。運転免許取得】

この自殺未遂とその後の話し合いで、少しふっきれたのか、彼はようやくアルバイトに行き始めました（筆者の治療開始後、二年半目）。ただ、行き始めても、緊張が強く「一流大学を出て、大企業に入ったのになんでこんなところで働いているんやろ？」といったことを、周囲から言われているように思い、行きづらくなりましたが、話し合うと「それは自分の怯えと変なプライドの現れに過ぎない」ということに気付き、そうした怯えに慣れていこうということになったのです。

ただ、過敏さと緊張しやすさ、人の中に入っていけない傾向は相変わらずで、何度か止めるという話になったのですが、そのことを相互検討し、本人の決断を待つと、やはり行くということで一年ほど続きました。また、この頃、自分は学校の勉強はできたが、人生や対人関係の勉強はできていなかったという話し合いがなされています。そんな中、本人は、正社員の職を求める気持ちが強くなって来ましたが、同時に自分のこの性格では、会社員としてやっていけないのではという恐れやあきらめも強かったのです。その中で、筆者が〈無理に人と付き合わなくても最低限の付き合いでいいのでは。そのほうが人に煩わされなくて、自分の時間を持てる。仕事も対人関係のなるべく少ないところを選んではどうか?〉といった形で、内向性や孤独の価値を強調するような意見を述べたところ、本人は「今まで、人付き合いができないことにひどい劣等感を感じていたが、そんなにそのことを思わなくてもいいのかなと感じた」という形で返してきました。

また、彼はこの頃、筆者の勧めもあって、運転免許を取得しました(取得まではかなり困難がありましたが)。これはかなり彼の自信になったし、また動く自分の部屋ができたということで、人に煩わされずに移動できる自由を手にいれたと言って喜んでいました。

[正社員として就職]

そんな中、彼は、コンピューターの勉強を始め(ディスプレイに向かうだけだと対人関係は少なくてもいい)、その後、父の奔走もあって、ある企業への就職の話が出てきました。そこは、コンピューター画面に向かう仕事が多く、あまり人に接しなくてもいい職場環境であるとのことでした。これに対して、彼は、就職したい気持ちと、果たして正社員として勤まるのだろうかという不安や、またここが自分に相応しいという気持ちと、こんな小規模の会社では自分のプライドが許さないというためらいの気持ちが交錯し、ずいぶん迷いましたが、結局そこに行くという決断ができ、就職しました。そこは、果たして彼に合ったようで、現在は楽しくやれているとのことです。このことに関連して、初期の勤務が落ち着いてくると共に、彼は「自分であまり考えることがなかった。重大な決定の時も母まかせにしてきた」ことを述べ、決断の難しさをしみじみと感じているようでした。

出会ってから四年半経っていますが、現在は、あまり話すことも少なくなっています。ただ、結婚できるかどうかという不安が時折、出てきている状況です。

薬については、当初は統合失調症的部分に効く抗精神病薬が中心でしたが、徐々に抗うつ剤が加わり、後半の主役は神経症的部分に効く抗不安剤となりました。さらに一年前からは、全くの無投薬となっています。不安・緊張・苦悩を受け止められなくなった時、また服用しようという約束になっています。

（この例を治療したのは一五年から一〇年前でしたが、本書執筆現在、彼は結婚し子供に恵まれ、ちゃんと仕事をしています。三、四年に一回頓服用の安定剤、コンスタンをもらいにくる程度です。）

(3) 事例を通して見る統合失調症とうつ状態、希死念慮との関係

この事例Lの希死念慮が高まったのには、三つの時期が考えられます。

第一は、初期と入院中の段階で、この時、本人は幻聴に振り回され、幻聴の恐怖に慄き、幻聴からの「死ね」「死ね」という声の中で、希死念慮が高まります。しかしまだ、本人の状態がかなり悪か

ったため、自殺企図を実行に移すまでには至っていません。

第二は、状態が良くなり、自覚が高まったとき、希死念慮がまた強くなり、今度は自殺を決行しますが、幸い未遂に終わります。自覚のつらさやそれに伴うもろもろの不安が希死念慮を強くさせたのです。まことに、生の希望が強まるとき、また自殺願望も強くなるということを感じさせられます。

第三は、働きに行くという形で、現実と直面させられる時です。良くなるとは、現実に向かっていくことでもありますが、それは大変しんどいことです。ましてや、対人関係的訓練が十分なされず、自我が十分育っていないLにとっては、耐え難いことで、簡単に自殺行動に及んだと言えるでしょう。

これらを見ると、うつ病で自殺の危険性が高まる時期（初期、回復期）と少し似ているように思います。

いずれにせよ、統合失調症患者の自我は、相当弱いので、なるべく抑うつ感を感じないでおこうとするのです（別に本人が主体的にしているわけでなく、そう流されてしまうのですが）。その結果、起きてくる被害妄想（自分の弱さや抑うつ感を、他者の悪口のせいにするという非現実的責任転嫁、または投影）や、幻聴（自分のつらさを、自分から排除して、外からの声としてしまう機制。後にLは「死ね」「死ね」という幻聴は、「自分が、この世で生きていけないぐらい弱い存在だから死ぬよりしょうがない」という自分の思いだったのだろうと語っています）は、非現実的なことですから、周りと大きくずれてしまい、精神病扱いされることになり、彼は一層追い込まれることになってしまいます（統合失調症状態にある人に限らず、患者は一般に、目の前の苦しさを感じないでおこうとするその場しのぎのもがきのような機制によって一層事態を悪化させていくことが多いようです）。

ですから、治療においては、幻聴、妄想（通常二つはセットになっていることが多い）といった病的機制に対する取扱いも大事ですが、その背後の深刻な抑うつ感や、それを受け止め切れない自我の弱さも十分考慮に入れておく必要があるのです。

(4) 治療ポイント

最後にポイントをまとめますと、

①家族との信頼関係の確立（家族の話を聞く、家族の苦悩に対する共感、基本的質問について考えさせる、偏見の是正）
②自殺の危険性に対する注意
③本人の拒絶やあきらめに負けず、カウンセリングを継続
④幻聴・妄想への働きかけ
⑤外出の勧め
⑥自殺未遂を通じて、本人と病的部分について話し合う
⑦社会復帰の働きかけと孤独の重要性の強調
⑧運転免許の取得を勧めた
⑨本人に合った職場が見つかる

といったことが浮かんできます。ただ、ここでも感じることですが、この五年間の本人や家族の苦悩は大変なものだったと想像されます。特に前医師に「不治」を宣告されたり、自殺未遂の時の家族・本人の思いは想像を絶します。

しかし、それに負けずに、最後まで治療努力を貫いた本人や家族に敬意を表したいと思います。Lは病気の後、以前より伸び伸びし、主体的に自分で決められるようになり、病気を通じての成長があったようです（もちろん、こんなつらい統合失調症体験など経ずに、成長できるほうがいいのでしょうが）。

5　復職、治癒に成功した青年医師

(1) 事例M　初診時二六歳の研修医、男性

一般に統合失調症のような病気にかかると、医師のような責任の重い仕事は無理だと言われますが、本人にその責任の自覚とそれに見合う責任能力が回復すれば、不可能と言うわけではありません。そういった事例Mを紹介します。

【発病から筆者と出会うまで】

Mは、専門課程に上がった二一歳の時に、「周囲が自分の噂をしている」「『勉強しか能がない』『医者になんかなれない』といった声が聞こえる」といった幻聴や皆が自分を陥れようとしているという被害妄想を主とした幻覚妄想、混乱状態に陥ります。生真面目なMは専門課程に上がってから、不眠・不休で勉強し、その無理が祟ったのだと思われます。

その時は、薬物と休養で落ち着き、何とか復学できました。その後は、健康管理に気を付け、服薬を続け特に睡眠の確保に気を配っていました。卒業時や国試の時に少し再燃しかけたのですが、薬物の一時的増量で何とか乗り切りました。

優秀だった彼は、希望の研修先に入れました。そこは猛烈に忙しいところで、半年後さすがに疲れて来ました。そんな時、少し難しい患者に出会い手こずります。指導医は「無理することはない」と言うのですが、Mはやや過剰気味に頑張ります。そしてついに眠れなくなってきたのです。それで睡眠薬を増やすと、翌朝に持ち越して眠気のために仕事になりません。仕方なく睡眠不足のまま頑張っていると、また自分の悪口を言う幻聴や被害妄想に支配されてしまい、ついに休むことになりました。

休養した後、少し回復したMは復職を考えますが、責任者である内科部長は心配して、主治医に「本当に復職して大丈夫なのか」と保証を求めます。

主治医も、再発したらもうだめと思ったのか「君は統合失調症にかかっている。医師になるのは不適格だ。患者さんに迷惑でもかけたらどうするつもりだ。免許証を返上したほうがいい。臨床医にになれなくても、研究者の道が残っている」と彼に宣言しました。

大ショックを受けた彼は、婚約者に相談しました。筆者の本を読んだ彼女は、筆者にセカンドオピニオンを両人で求めて来ました。

【筆者の初回面接】

まずは事情を詳しく聞いた後、一番望んでいること、聞きたいことを尋ねると「臨床医としてやっていけるかどうか」といったことでした。それに関して筆者は〈どういうつもりで臨床医を続けたいのか〉と聞くと「苦しんでいる患者さんを少しでも助けたい」とのことなので、〈そのためには何が必要か〉とさらに聞くと「やはり患者さんに対する責任を果たすことです」とちゃんと答えました。そこでさらに詳しく話し合ったところ、「やはり、自分の健康管理を怠ったのが問題だった」ということに気付きました。

そのうえで、筆者は〈今後再発を防げるかどうか。再発しかかっても早めに気付いて患者さんに迷惑をかけないでおれるかどうかがポイントです〉と答え、早速、これまでの病的体験の整理に入り、幻聴や妄想の構造・原因に対して話し合うと共にその理解の共有に努めました。

その結果、幻聴の内容が自分のコンプレックスに相当することに気付きました。そして、「コンプレックスそのものはあってもいい、それと上手に付き合い、それを原動力にすればいい」ということと「不眠の前には必ず不安や焦りがあるので、それに気を付けたい」「また幻聴の前にはコンプレックスに悩まされる時があるので早めにそれと向き合って冷静になるように努める」と立派な発言ができるようになりました。

主治医になった筆者は内科部長に〈復職してもいい〉という連絡を取ったところ、「本当に大丈夫か」と聞いてきたので、〈絶対と言うのはどんな研修医でも不可能なことだ。ただ、彼の大丈夫さはやってみないと厳密にはわからないが、試し期間に入ることだけは大丈夫な閾にまでいっている。また彼の健康上、復職が望ましい〉と答え、具体的に、①まず、内科部長のシュライバー（診察の記者）を務める、②それを合格したら心電図、血圧測定など、患者さんに害を及ぼさない程度の検査を受け持ってもらう、③採血などのやや重い責任を持たせる、④指導医の診察につき、そこで診療に対する意見を言い、診療できるかどうか見てもらう、⑤軽い患者から受け持ってもらう、⑥復職、というプランを提示しました。

内科部長はだいぶ悩んだようですが、断る理由がないため、Mと何回か面接した後、復帰プログラムに入りました。彼のほうは、最初こそ緊張気味でしたが、確実に①から⑤までの復帰プログラムをこなし、何とか復職にこぎつけました。

その後、無理をせずに研修医を続け、あまり有名ではないものの、そう忙しくない病院に就職し、内科医として無事に勤務を続けました。薬も徐々に減り、ジプレキサ五ミリグラムが一日一錠になり、続いて二・五ミリグラムになり、そして一日の休薬日を置き、徐々にそれを増やし、最後は一週間に一回だけ、最後は一か月に一回となり、その後診察には二、三か月に一回やってきて、ついには一応いつでも来られるということを確認して終了となりました。

なお婚約者（看護師）と結婚後、彼女に随分支えられ、一女をもうけて頑張っているようです。Mは今では、終了後も数年に一回の割合で相談と、不眠時のデパスをもらいにくる程度です。

(2) 解説と治療ポイント

医師、教師、弁護士といった責任ある人が、統合失調症にかかることはそんなに珍しいことではありませんが、問題は、責任の重いこうした職業を続けられるかどうかということです。その意味で、前主治医の取った態度は責められないし、むしろそれが常識なのかもしれません。

筆者の取った態度は、患者に対して甘すぎるといえるかもしれませんが、筆者は何もMのことだけを考えて復職を許可したわけではありません。彼の医学に対してかける情熱、患者への責任感、臨床能力、こういうものが彼の今後受け持つ患者たちに益をもたらす可能性を信じていたからです。そして、非常に慎重にことを進めたのがよかったのかもしれません。

この事例の治療ポイントを挙げると、

①彼の事情を詳しく聞き、彼の苦悩に共感したこと
②治療関係、信頼関係が持てたこと
③彼の臨床医志望の動機が適切であると確認したこと
④そのため、再発予防の大事さを自覚できたこと
⑤病的体験を振り返り、劣等コンプレックスに振り回されているのが問題ということに気付いた。
自分の病的思考・一方的傾向にも気付いたこと
⑥コンプレックスとの付き合い方を自覚し、それをバネに使おうと思えたこと
⑦復職プログラムを上司が受け入れてくれたこと

⑧復職プログラムをこなせたこと
⑨忙しくない病院を選んだこと
⑩自分の健康管理に気を付けたこと
⑪ゆっくり減薬したこと
⑫終始、看護師のパートナーが支えたこと

などがあげられるでしょう。いずれにせよ、Mと彼を支えてくれた周囲の人に頭が下がる思いです。これからも患者さんの役に立つ臨床医になってほしいものです。

6　研究者復帰ができたNさん

(1) 事例N　三五歳既婚男性

【発育歴・現病歴】

Nさんは、中流家庭の長男として生まれました。生来おとなしくて内向的でしたが成績がよかったこともあって、高校しか出ていない父親の期待を一身に集めていました。

幸い、中高一貫の有名進学校にも受かり、順調に進んでいきました。大学も有名大学の薬学部に受かり、大学院を出た後、ある大手の製薬会社に勤務し新薬の開発研究所に配属されました。結婚もして子供ももうけ、仕事熱心な生活でしたが、三四歳になって昇進試験の話が出て来ました。本人は成績が良かったので当然昇進できると思っていたのに、案に相違して、昇進できませんでした。

その後、しばらくして表情が暗くなり、睡眠も浅くなってきた後、「会社の皆が俺の噂をしている、『辞めたほうがいい』『上に立てる器ではない』と言ったようなことが言われている」ということを言い出しました。奥さんはびっくりして、周りに相談したところ、病院に行ったほうがいいというので、ある有名な総合病院の精神科へと連れて行きました。

診察した医師は、本人に薬を処方した後休養を指示しました。その後で、奥さんだけを別室に呼んで「ご主人は統合失調症にかかっています。この病気にかかると今の仕事は到底無理ですから、早く辞めて、障害者手帳をもらい作業所に通ったりしてこの病気でもできる仕事を目指して社会復帰活動を続けるのが一番いいです」と告げたのです。

びっくりした奥さんは再び周りに相談したところ、筆者の本(21)(22)を読んだお父さんが、「これは大変だ」ということで、一緒に相談に来られました。

【初回面接】

連れて来られたNさんですが、やや呆然としているところはありましたが、何とか受け答えはできます。話は休むことになった理由の探求となりましたが、「何か周りから悪口が聞こえてきた。内容まではっきり覚えていないが、聞こえたことに間違いはない」と言うので、早速定則的接近を試みますが「うまく頭が働かない」とのことで眠気も相当強そうです。薬を見てみると多数の薬が大量に出されていたので、まずは減薬を試みました。

その後、別の日に来た妻は前医で言われたことを聞いてきたので、筆者は〈多分昔の発想でそう言ったのかもしれません。といっても安易に治るとも保証できません。要は本人の治癒力を引き出し、治癒妨害要因をなるべく少なくすることで、本人の職業選択はその時点で考えたらいいことです。また本人自身の意志も大事ですから慎重に考えていきましょう〉というように告げておきました。

［その後の経過］

減薬した結果、少し頭が働きだしましたが、幻聴に関しては周囲の誰かが言っているに違いない、と言うので、そのことは争わずに〈それに対してどうするのが一番いいか〉ということを話し合ったところ、「放っておくしかない」ということでした。ただ、これは本人には結構難しかったのです。そこで、繰り返しそうすることと仕事に集中することの大事さを説き、放っておけたかどうかの記録をつけさせたところ、少しずつ効果は上がってきました。

また、何回か面接を重ねるうちに、昇進が思うようにいかず、自分よりできていない人が昇進しているのを見ていたくプライドが傷ついたことを話しました。そのことと幻聴の内容が関係あるとの気付きから少しずつ幻聴も減り、またそれに振り回されることも少なくなり、放っておくこともできるようになりました。

また、話していくうちに「対人関係が苦手であったのがずっとコンプレックスになっていて、それが昇進の妨げになったのでは」と言うので、筆者は〈無理に人付き合いをするより、一人でいる気楽さを大事にしたらどうか。人と付き合っても煩わしさが増すだけだから〉と言うと安心したようでした。開発研究所の中でも対人関係の少ない部署につかせてもらい、そこで気軽に仕事ができているようです。

筆者と出会ってから、一〇年が経ちました。今は毎日エビリファイ三ミリグラム一錠で、健康に仕事も家庭生活もこなしているようです。

(2) 解説と治療ポイント

統合失調症と聞いただけで、普通の仕事を辞め、障害者として生活しなさい、と指導する医師は相変わらずいるようです。この病気の深刻さを考慮し本人にはそれが一番幸せなのだと考えるのかもしれませんが、未来に対しては、本人・家族の意見を聞きながら、慎重に決めていくほうが患者の立場に立った考えだと思われます。

事実、治療経過をみてもわかるように一〇年間、少しの再燃はあっても再発せずここまでこれているわけですから、前主治医のような早決めは問題でしょう。

この事例の治療ポイントは、

①本人の事情を詳しく聞いて本人との波長合わせと共同作業を目標にしたこと

②多種類の薬剤の大量処方を減薬して脳機能の回復をはかったこと
③将来に関しては、悲観することはないが油断してもいけない、という説明をして、家族だけでなく本人にも見通しを与えた（特に良くなるかどうかのポイントは、本人・家族・治療者の自覚と治療意欲によるといった説明）
④幻聴を放っておけるようにする、幻聴を感じながらも必要なことに集中する。その困難さを克服するために、行動記録を付けたこと
⑤幻聴の背後にある、昇進に関する挫折感、コンプレックス（対人関係が下手なこと）に気付いてもらったこと
⑥幻聴が実際の声だとする本人の主張を認め、幻聴の非実在性を無理強いしなかったこと
⑦自分の弱さ・問題点を自覚し、服薬を維持し続け、常にストレスや不眠に気を付けたこと
⑧家族、特に妻の支えがあったこと（妻は神経質な本人と違って「まあ、いいか」と考えるタイプであった）

といったことが挙げられます。

あとがき

本書を書き終え、今はほっとしているのが正直なところです。校正をしながらつくづく感じさせられたのは、患者・家族の苦悩・つらさと、それに負けずに闘病を続ける姿です。その中で、筆者は本当に多くのことを教えてもらったという感謝の気持ちでいっぱいです。ここに取り上げられた一四例は治癒した例ばかりですので、本書を読むことで治癒の希望を高めてほしいと思います。

ある精神科医は「統合失調症の治療は薬が肝心だ。薬さえ飲めるようになったら治る」と言っていますが、筆者の経験ではそんな簡単なものではありません。事実、本書では投薬だけでは治らなかった例を多く挙げています。統合失調症の治療には希望を持っていいですが、大事なことは、それなりの『正しい、適切な治療努力』が必要であること、そうした治療作業は難しい面もあるがあきらめないで治療努力を続けていけば、いずれ道が拓けるということをわかってほしいと思います。

それから、薬はとても大事ですが、その『薬の魂』を生かすためにも、本書に記したように薬を丁寧に大事に使ってほしいということ、薬と心理療法・精神療法・カウンセリング、家族の働きかけ、リハビリは皆関連しあっているのだということを理解してもらえれば、幸いです。

機会があれば、今度はさらに難しい例も紹介し、その打開策について考えたいと思います。

最後に、患者さん、家族の方が少しでも生きやすくなることを祈念いたします。

二〇一五年九月二〇日

平井孝男

引用・参考文献（本書は一般書なので文献は最小限に留めた）

(1) ブリタニカ百科事典（小項目電子辞書版）、二〇一二年
(2) 辻悟編『治療精神医学』、医学書院、一九八〇年
(3) ブロイラー、E．（飯田真、下坂幸三、保崎秀夫、安永浩訳）『早発性痴呆または精神分裂病群』、医学書院、一九七四年
(4) WHO編（融道男他監訳）『ICD-10 精神および行動の障害』、医学書院、一九九三年
(5) ヤスパース、K．（内村祐之、西丸四方他訳）『精神病理学総論』、岩波書店、一九四八年
(6) 平井孝男『心の病いの治療ポイント』、創元社、一九八九年
(7) 村上仁、荻野恒一、ジャネ『異常心理学講座 第一〇巻』、みすず書房、一九六五年
(8) ミンコフスキー、E．（中江育生、清水誠訳）『生きられる時間』、みすず書房、一九六八年
(9) 中安信夫『初期分裂病』、星和書店、一九九〇年
(10) アリエッティ、S．（殿村忠彦、笠原嘉監訳）『精神分裂病の解釈』、みすず書房、一九九五年
(11) 佐藤光源・松岡洋夫「ズビンとチョンピの脆弱性概念――有用性と限界」、精神科治療学、一二、四八七～四九四、一九七七年
(12) 高田明和『脳内麻薬の真実』、PHP研究所、一九九六年
(13) 中井久夫『精神科治療の覚書』、日本評論社、一九八二年
(14) 平井孝男『心理療法の下ごしらえ』、星和書店、二〇一四年
(15) 土居健郎『方法としての面接』、医学書院、一九七七年
(16) フロイト、S．（井村恒郎他訳）『精神現象の二原則に関する定式』（フロイト著作集六所収）、人文書院、一九七〇年
(17) 原田誠一「幻声に対する精神療法の試み」、『治療の展開』（分裂病の精神病理と治療八）所収、一九九七年
(18) 平井孝男『仏陀の癒しと心理療法』、法藏館、二〇一五年
(19) 森実恵『なんとかなるよ統合失調症』、解放出版社、二〇〇六年
(20) ヤッフェ、A．編（河合隼雄他訳）『ユング自伝』、みすず書房、一九七三年
(21) 平井孝男『境界例の治療ポイント』、創元社、二〇〇二年
(22) 平井孝男『うつ病の治療ポイント』、創元社、二〇〇四年

著者略歴……………………………………………………………

平井孝男（ひらい　たかお）

1949年、三重県上野市に生まれる。

1974年、金沢大学医学部を卒業後、大阪大学病院精神科、大阪逓信病院神経科、仏政府給費留学、榎坂病院・淀川キリスト教病院精神神経科を経て、1991年4月、平井クリニックと新大阪カウンセリングセンターを開設。

現在、平井クリニック院長、新大阪カウンセリングセンター長を務める傍ら、大阪市立大学生活科学部、および関西カウンセリングセンターなどで、治療学の講座を担当。大阪経済大学人間科学部客員教授。精神科医。臨床心理士。

著書『心の病いの治療ポイント』『境界例の治療ポイント』『うつ病の治療ポイント』『カウンセリングの治療ポイント』『難事例と絶望感の治療ポイント』（以上、創元社)、『心理療法の下ごしらえ』（星和書店)、『仏陀の癒しと心理療法』（法蔵館)、『治療精神医学』（共著、医学書院)、『精神病治療を語る』『分裂病者の社会生活支援』（以上、共著、金剛出版)、『癒しの森』（共著、創元社)、『心理療法におけるからだ』（共著、朱鷺書房）など。

論文「遷延うつ病の治療」「(分裂病における）再発の治療的利用」「境界例の治療」など。

［連絡先］
平井クリニック　大阪市東淀川区西淡路1-16-13
新大阪MFDビル２F
Tel.06-6321-8449　Fax.06-6321-8445
新大阪カウンセリングセンター　住所同上
Tel.06-6323-2418

統合失調症《とうごうしっちょうしょう》の治療《ちりょう》ポイント
14の治癒例《ちゆれい》を通《とお》しての理解《りかい》

2015年9月20日　第1版第1刷発行

著　者……
平　井　孝　男
発行者……
矢　部　敬　一
発行所……
株式会社 創　元　社
http://www.sogensha.co.jp/
本社　〒541-0047 大阪市中央区淡路町4-3-6
Tel.06-6231-9010 Fax.06-6233-3111
東京支店　〒162-0825 東京都新宿区神楽坂4-3 煉瓦塔ビル
Tel.03-3269-1051
印刷所……
株式会社 太洋社

ISBN978-4-422-11596-2 C1011

患者や家族の立場に寄り添って懇切丁寧に解説した

平井孝男著《治療ポイントシリーズ》

心の病いの治療ポイント

定価（本体1,800円＋税）　ISBN：978-4-422-11128-5　1989年　262頁
心の時代と言われ、心の治療への関心が高まっている。本書は、精神科医である著者が、複雑な治療過程をポイント別にわかりやすく記載し、患者との精神病理の共有を試みたもの。

境界例の治療ポイント

定価（本体2,200円＋税）　ISBN：978-4-422-11280-0　2002年　352頁
境界例の具体的な治療のあり方を、治療者だけでなく患者や家族にもわかりやすく提示する。治療者と患者・家族とのやりとりを逐語録ふうに記載、各事例の問題点と治療ポイントを列記した。

うつ病の治療ポイント

定価（本体2,000円＋税）　ISBN：978-4-422-11324-1　2004年　384頁
近年ますます増えているうつ病について、経過や治療法についてはもちろん、薬やうつ病の長期化への予防と対策についても詳述。事例を多く取りあげて分かりやすさに重点を置く。

カウンセリングの治療ポイント

定価（本体2,200円＋税）　ISBN：978-4-422-11340-1　2005年　312頁
セラピストが留意しておくべき最も基本的で重要なポイントを、長年の臨床経験に基づき体系的に網羅。傾聴・受容・共感・理解などに光を当てながら、詳細な事例も取り上げた実践の書。

難事例と絶望感の治療ポイント

定価（本体2,400円＋税）　ISBN：978-4-422-11410-1　2008年　336頁
神経症・不眠症・うつ病・心身症・統合失調症・人格障害・摂取障害・引きこもりなど、最近増加している各種の事例を取り上げ、心の病に特有の「具体的な対策」をわかりやすく示した。